农村妇女
健康知识读本

钱　玲　主编

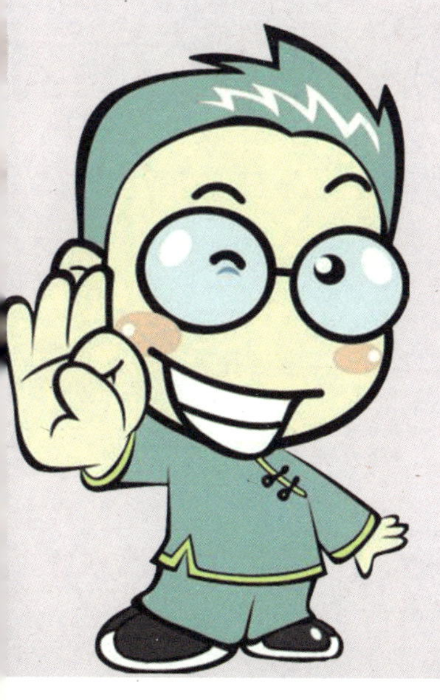

中国环境出版集团・北京

图书在版编目（CIP）数据

农村妇女健康知识读本 / 钱玲主编 .—北京：中国环境出版集团，2018.11

（新农村健康教育系列丛书）

ISBN 978-7-5111-3443-1

Ⅰ.①农… Ⅱ.①钱… Ⅲ.①农村－妇女保健学－基本知识 Ⅳ.①R173

中国版本图书馆 CIP 数据核字（2017）第 307043 号

出 版 人　武德凯
策划编辑　徐于红
责任编辑　王　菲
责任校对　任　丽
封面设计　几至工作室

出版发行　中国环境出版集团（100062 北京市东城区广渠门内大街16号）
网　　址：http://www.cesp.com.cn
电子邮箱：bjgl@cesp.com.cn
联系电话：010-67112765　编辑管理部
010-67162011　生态分社
发行热线：010-67125803　010-67113405（传真）
印　　刷　北京中科印刷有限公司
经　　销　各地新华书店
版　　次　2018年11月第1版
印　　次　2018年11月第1次印刷
开　　本　880×1230　1/32
印　　张　4.5
字　　数　100千字
定　　价　24.00元

《新农村健康教育系列丛书》

丛书总策划

总策划：刘剑君　罗永席

策　划：么鸿雁　陶克菲　徐于红

丛书总编委

丛书主编：刘剑君

丛书副主编：么鸿雁　赵文华　陶　勇

钱　玲　吕　青

丛书秘书：郑文静　王琦琦

丛书编写办公室

主　任：徐于红

副主任：赵　艳

成　员：俞光旭　赵楠婕　王　菲

《农村妇女健康知识读本》 编委会

序

健康是促进人全面发展的必然要求，是经济社会发展的基础条件。随着我国疾病谱、生态环境、生活方式的不断变化，城乡居民的健康问题也日益复杂，面临多重疾病威胁并存、多种健康影响因素交织等诸多问题。当前，受经济发展、生产生活环境、卫生条件和健康设施等诸多因素影响，广大农村地区面临的健康问题更加严重，农村居民获取的卫生和健康知识不足、渠道有限，对健康教育的需求也非常迫切。

在中国疾病预防控制中心和中国环境出版集团的共同努力下，我们精心策划出版了这套《新农村健康教育系列丛书》，旨在为农村居民了解和学习卫生健康知识提供专业指导，通过最适合当前广大农村地区实际情况的健康知识传播途径，针对主要的健康问题，开展有效地健康教育，并通过倡导健康文明的生活方式、培养自主自律的健康行为、营造健康支持性环境，对农村居民的个人健康、生活质量和家庭幸福产生积极的促进作用，以支持广大农村地区开展健康教育工作。

本丛书有三个鲜明特点：一是深入浅出。以农村居民为主要读者群体，通俗易懂地讲述健康知识。二是图文并茂。采用插图和照片等多种方式，传递健康信息。三是实用有趣。通过故事性的叙述，形象生动地呈现农村居民生产生活中的实用知识。我们衷心期待本丛书能为广大农村居民获取健康知识、改善生活质量发挥积极的促进作用，并推动全社会更加关心、关注、关爱广大农村地区的健康事业发展！

本丛书第一辑推出农业伤害预防、儿童健康、妇女健康、老年健康、营养、理性饮酒、环境、常见慢性病防治和结核病防治九本知识读本，从不同方面为农村居民介绍卫生健康知识，全方位提供专业指导。

《新农村健康教育系列丛书》编委会

目录

第一章 健康生活方式

第二章 个人卫生习惯

第三章 女性心理健康

第四章 女性生殖健康

第五章 妊娠与哺乳健康

第六章 常见疾病的预防

第七章 农业劳动健康

第一章

健康生活方式

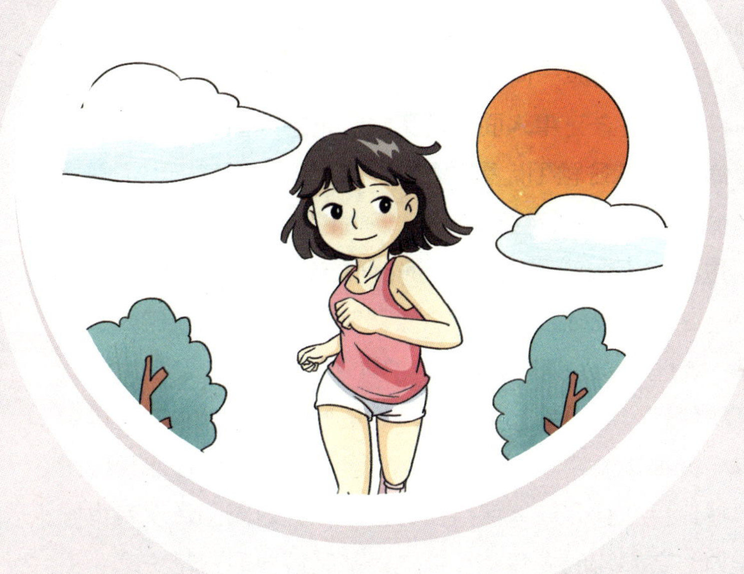

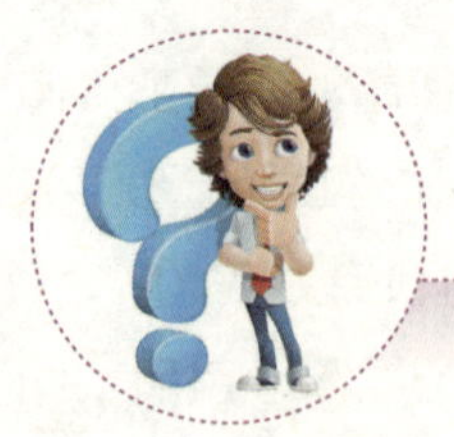

1. 如何衡量自己的健康水平？

【小贴士】健康不仅仅是没有疾病、不虚弱，而是指身体、心理和社会适应的完好状态。

健康是一个古老又年轻的永恒话题。过去人们认为健康就是指没有疾病、不虚弱，然而，健康不仅仅是没有疾病、不虚弱，而是涉及身体、心理和社会适应三个方面的完好状态。这是载于《世界卫生组织（WHO）宪章》的健康定义。身体健康是指人体结构完整，体格健壮，各组织、器官功能正常，没有自我察觉的不适感。心理健康是指智力正常，内心世界丰富、充实、和谐、安宁，情绪稳定，心情愉快，自我意识良好，能够恰当地评价自己，思维与行为协调统一，有充分的安全感等。社会适应良好是指能与自然环境、社会环境保持良好接触，并对周围环境有良好的适应能力，有一定的人际交往能力，能有效应对日常生活、工作中的压力，正常地进行工作、学习和生活。

世界卫生组织（WHO）认为，可以从十个方面来衡量自我是否健康：①精力充沛，能从容不迫地应付日常生活和工作；②处事乐观，态度积极，乐于承担任务不挑剔；③善于休息，睡眠良好；④应变能力强，能适应各种环境的变化；⑤对一般感冒和传染病有一定抵抗力；⑥体重适当，体态匀称，头、臂、臀比例协调；⑦眼睛明亮，反应敏锐，眼睑不发炎；⑧牙齿清洁，无缺损，无疼痛，牙龈颜色正常，无出血；⑨头发光洁，无头屑；⑩肌肉、皮肤富弹性，走路轻松。

对照这十个方面来看看自己，你达到健康的标准了吗？

健康是人的一生中一切成功与幸福的基础。有一个形象的比喻，把健康看作是“1”，其他的都是跟在“1”后面的“0”。当你拥有“1”时，“0”越多意味着你的成就越多；如果“1”不存在，“0”也就失去了意义。所以，对于健康这一人生享受幸福生活的资源和基础，我们应当万分珍惜，细心维护。

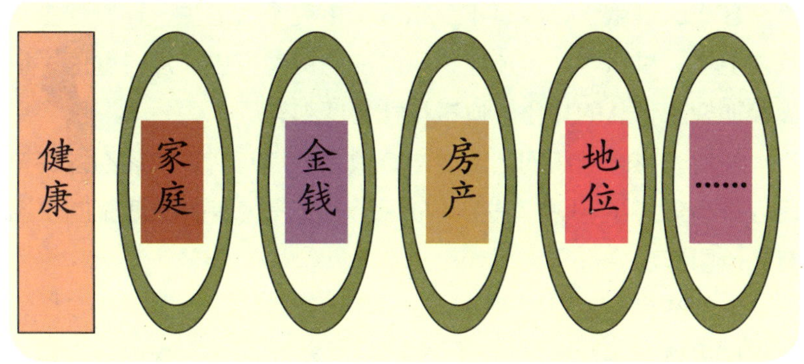

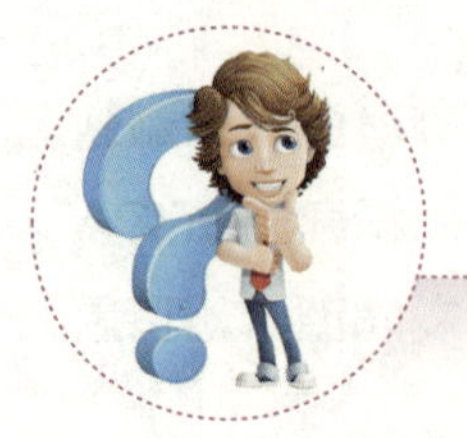

2. 健康生活方式指的是什么？

【小贴士】健康生活方式主要包括合理膳食、适量运动、戒烟限酒、心理平衡四个方面。

健康生活方式，是指有益于健康的习惯化的行为方式，主要表现为生活有规律（劳逸结合、起居有常，一般成人每天保证6～8小时睡眠），没有不良嗜好，讲究个人卫生、环境卫生、饮食卫生，讲科学、不迷信，平时注意保健，生病及时就医，积极参加健康有益的文化、体育和社会活动等。

在所有影响健康的因素之中，只有生活方式是最容易发生变化且最有影响的因素，占到60%，慢性病大多由不健康的生活方式所引起。

合理膳食，是指能提供全面、均衡营养的膳食。食物多样才能满足人体各种营养需求，达到加强营养平衡、促进健康的目的。国家健康卫生委员会发布的《中国居民膳食指南（2016年版）》为合理膳食提供了权威指导。

适量运动，是指运动方式和运动量适合个人的身体状况，动则有益，贵在坚持。普通人可以根据运动时的心率来控制运动强度，每分钟最大心率=220－年龄。每周至少运动3次，每次运动30分钟以上。

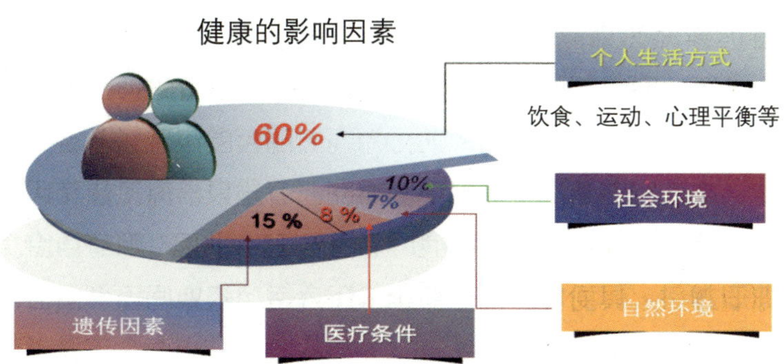

戒烟限酒。吸烟有害健康，任何时候戒烟都不晚，对身体都有好处；饮酒不宜过量，严禁酗酒，如饮酒的话，建议成年男性一天饮用的纯酒精量不超过 25 克、女性不超过 15 克，尽可能喝低度酒。

心理平衡，是指能恰当地评价自己、应对日常生活压力、有效率地工作和学习、对家庭和社会有所贡献的一种良好的心理状态。每个人一生中都会遇到各种心理卫生问题，通过调节自身情绪和行为、主动寻求情感交流和心理援助或向心理（精神）科医生咨询和诊治等方法能获得解决。

要尽量避免那些直接或潜在威胁人们健康的生活方式与行为，包括：

（1）不良的生活习惯：①不良嗜好，如吸烟、酗酒、药物滥用。②不良饮食习惯，如高脂高糖、低纤维素饮食，偏食、挑食、依赖零食，嗜好烟熏、烧烤类食品，每餐吃得过饱或是饥一顿饱一顿，经常不吃早餐等。③缺乏锻炼，如久坐看电视、打麻将等，缺乏必要的运动。④缺乏基本卫生习惯，如饭前便后不洗手，早晚不刷牙等。⑤缺乏避免危害的行为，如在有毒气体环境下工作时不戴防毒面罩、骑摩托车不戴安全帽等。

（2）不良的患病行为：不良的患病行为指在患病和疾病康复中表现出来的不利于健康的行为，表现为生病了舍不得钱不及时看病、不按照医生的嘱咐接受治疗、怀疑自己得了重病、过度求医问药、封建迷信等。不良的患病行为不仅会影响疾病治疗、身体康复、延误病情、损害健康，还会增加将疾病传染给他人的可能。

（3）容易导致疾病的行为模式：在日常生活中，遇事喜欢争吵和有不耐烦情绪，长期这样的人容易患冠心病。遇事喜欢自我克制、逆来顺受、善于忍让，心里有气却强压怒火、爱生闷气，长期有这样行为的人容易患胃癌、宫颈癌、食管癌、结肠癌等癌症。

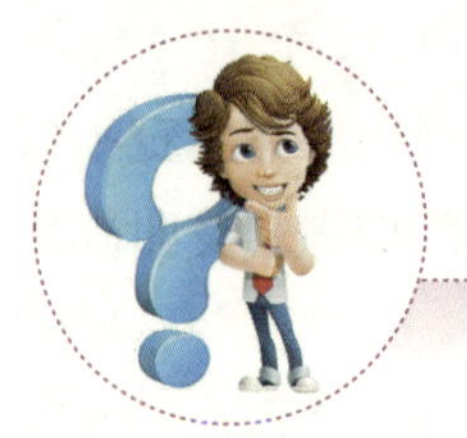

3. 运动有什么好处？

【小贴士】运动可增强体质，舒缓情绪，提高人体的抗病能力。

“生命在于运动”已是男女老幼皆知的常识了，运动不仅锻炼肌肉、骨骼、内脏，还可以提高智力，陶冶情操。各种烦恼和困惑可以在运动中抛弃，各种愉悦和激情可以在运动中获得。运动并不只是城里人的爱好，在农村一样可以运动。因为人在运动的过程当中，身体的结构会随着运动而变化，因而增强了自身的体质。运动可以带来一系列生理和心理上的益处。

在生理上：①运动是增强体质最积极、有效的手段之一。②运动有利于人体骨骼、肌肉的生长，增强心肺功能，改善血液循环系统、呼吸系统、消化系统的机能状况，有利于人体的生长发育，提高抗病能力，增强机体的适应能力。③运动能改善神经系统的调节功能，提高神经系统对人体活动时错综复杂变化的判断能力，并及时做出协调、准确、迅速的反应，使人体适应内外环境的变化、保持肌体生命活动的正常进行。④运动可以降低儿童在成年后患上心脏病、高血压、糖尿病等疾病的概率。⑤运动可以降低过早进入衰老期的风险。

在心理上：①运动具有调节人体紧张情绪的作用，能改善生理和心理状态，恢复体力和精力。②运动能使疲劳的身体得到积极的休息，使人精力充沛地投入学习、工作。③运动能舒展身心，有助安眠及消除压力。④运动可以陶冶情操，保持健康的心态，充分发挥个体的积极性、创造性和主动性，从而提高自信心，使个性在融洽的氛围中获得健康、和谐的发展。

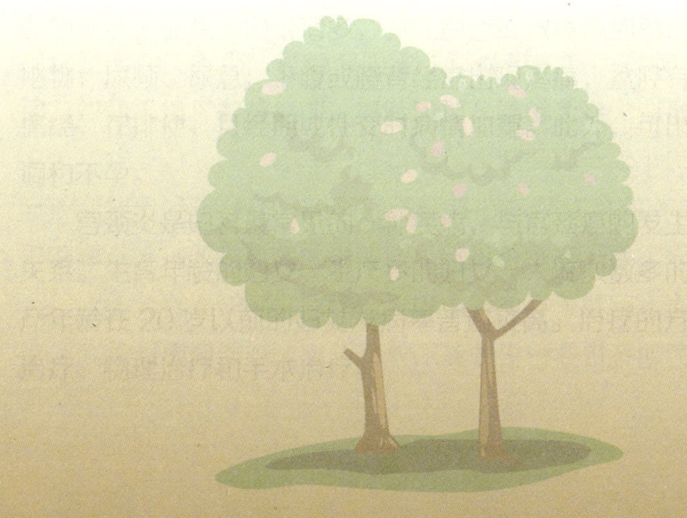

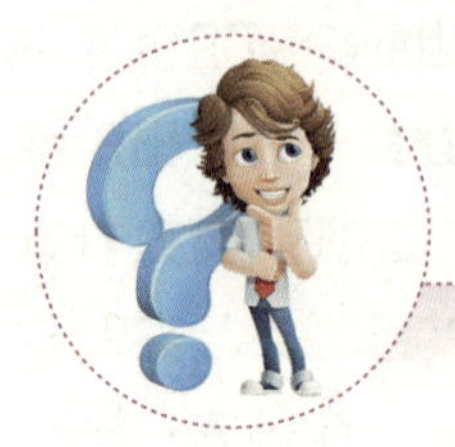

4. 日常体力劳动能代替运动吗？

【小贴士】日常体力劳动达不到强身健体的作用，只有积极地参加体育运动，才能健康长寿。

有人说，我做家务不就是运动吗？也有人说，我一天到晚做体力活，不用再参加运动了。其实，这种说法是片面的。

（1）运动主要是锻炼心肺功能，运动时的心率可达 110～130 次／分，新陈代谢旺盛，使身体得到更多的营养，各器官、系统的功能都能得到改善和提高。适量运动还有助于迅速地消除疲劳。然而，一般的家务活或体力活运动量小，虽心率也加快，但幅度不大，一般在 70～90 次／分，运动强度达不到强身健体的作用。

（2）体力劳动时身体常处于固定姿势，肌肉的活动也较单一，很容易造成疲劳和部分肌肉劳损。如果在休息时，做做广播操等，可防止单一肌肉劳损。

（3）有的体力劳动在狭窄的空间内，接触不到外界的新鲜空气和阳光照射。在室外进行体育锻炼，能更多地吸入新鲜空气和照射阳光，有利于身体健康和某些慢性疾病的康复。

体力劳动者也要积极地参加体育锻炼，才能健康长寿。

正是：日常活动强度小，坚持运动不可少。

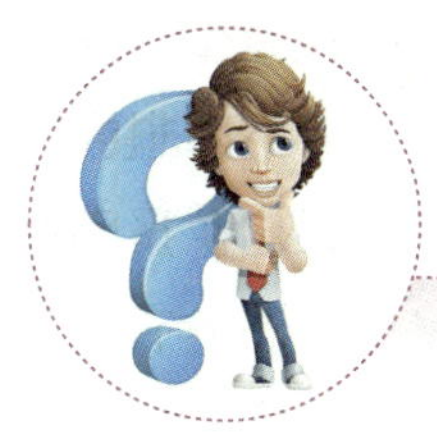

5. 如何选择合适的运动项目和运动量？

【小贴士】坚持每周 3 ~ 5 次，每次 30 分钟以上的有氧运动。

美国医学博士库珀 20 世纪 60 年代开始推广有氧运动，如今风靡世界。

有氧运动是指人体在氧气充分供应的情况下进行的体育锻炼，一般来讲，低强度、长时间的运动，基本上都是有氧运动，如快走、慢跑、长距离慢速游泳、骑车、跳舞等。

有氧运动要求每次锻炼时间不少于 30 分钟，每周坚持 3 ~ 5 次。这种锻炼，氧气能充分燃烧（即氧化）体内的糖分，还可消耗体内脂肪，增强和改善心肺功能，预防骨质疏松，调节心理和精神状态，是健身和控制体重的主要运动方式。

是不是"有氧运动"可以通过心率来衡量。对于有氧运动消耗体内脂肪而言，心率一般都以每分钟 130 次左右为最佳，这也叫黄金心率，不论是哪种有氧运动形式都适用。

对于有条件选择运动项目的人，可以经常变换运动项目，以保持自己的兴趣。缺乏外部条件或自身条件有限的人可以选择一两项适合自己长期坚持的运动项目进行锻炼，如跑步、登山、跳绳、踢毽子、广场舞等。这类运动不需要更多的条件，个人容易坚持。

选择运动的时间要根据个人的时间合理安排。在自己认为最舒服的时间进行就行，不一定非在早晨，早中晚任何时间都可以，关键要长期坚持。

多大的运动量合适呢？要根据各人的情况决定。如果以前运动比较少，应从比较平缓的快走开始，每天 30 ～ 60 分钟，一个星期至少进行 3 ～ 5 次这样微量出汗的运动对身体是非常有益的。“全民健康生活方式行动建议”：日行一万步，吃动两平衡。

需要注意的是，饭后半小时内不要做剧烈运动或重体力活，会引起消化不良和胃下垂，也容易引起恶心、呕吐、腹痛等。轻度运动需休息半小时后进行，中等强度运动需在 1 小时后进行，而大强度运动或重体力活动应在休息 2 小时后进行。当然，饭后散散步还是可以的。

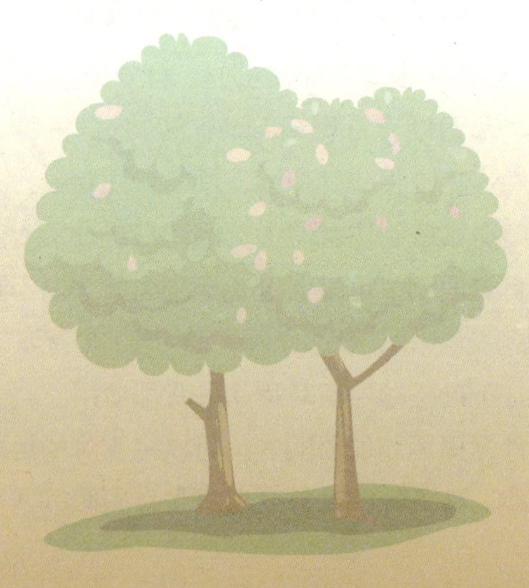

还有，运动后也不要立即就餐。一般来说，运动后要经过半小时甚至更长时间的休息再进餐较合适。

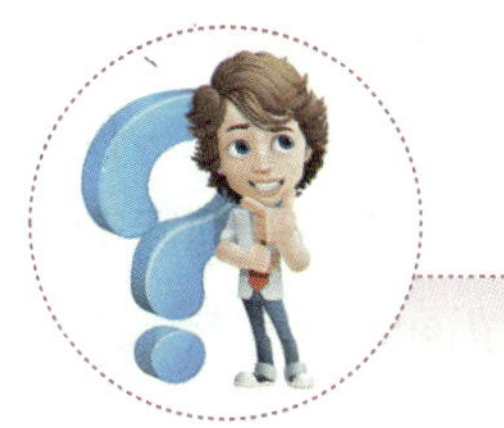

6. 特殊生理时期能运动吗？

【小贴士】各个生理时期均能运动，运动量和时间要相应减少。

（1）月经期。如无不适反应，有运动习惯的女性在经期参加适当的体育运动也是有益健康的，可改善盆腔内生殖器官的血液循环，减少充血；运动时腹肌和盆底肌肉得到收缩和舒张，利于经血排出。需要注意以下几点：①月经期减少运动量、时间和强度，特别是开始两天时间不宜过长、强度要小。②不宜游泳。③血量过多或痛经等，建议少运动甚至停止运动。

（2）孕期。有些人认为运动会增加流产风险，总是特别小心避免任何运动，甚至走路都小心翼翼。但从产科学的角度来说，孕期适当的运动对于产妇的顺利分娩、胎儿的正常发育和产后恢复都有积极作用。

运动能促进孕妇的血液循环和新陈代谢，增强心肺功能，有助睡眠，预防或减轻下肢水肿；此外，运动还能增加体力，强劲肌肉，利于顺利分娩。运动强度和时间要根据孕期和个人体质情况而调整。

对胎儿而言，运动为准妈妈大脑提供充足的氧气和营养，促使大脑释放脑啡肽等有益物质，通过胎盘进入胎儿体内，可加快新陈代谢，从而促进其生长生育；运动可以摇动羊水，刺激胎儿全身皮肤，利于胎儿大脑发育。

（3）产后期。过去认为产后一个月内要以静卧为主，现在则认为产后越早运动越有利于产后身材的恢复，预防子宫、阴道下垂及痛经等疾病的发生。如果是顺产，第二天即可开始运动，具体运动方式可在产后咨询产科医生。

正是：特殊时期可运动，时间强度要适中。

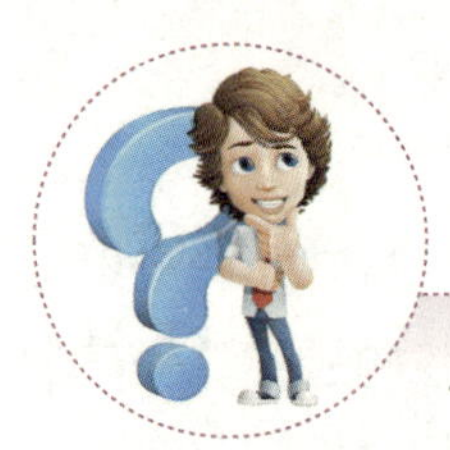

7. 与饮食相关的健康问题有哪些？

【小贴士】营养结构的不合理、营养不良以及缺乏健康膳食的理念导致了饮食相关疾病的发生。

一是营养结构的合理性问题。近 20 年来，中国居民的脂肪摄入量增加速度过快，而主食中杂粮的摄入量有所不足。

二是由营养不良带来的疾病增长问题。营养不良包括营养缺乏和营养过剩两个方面。中国营养学会的调查显示，目前中国居民膳食结构已经有了明显改善，营养缺乏已经逐步减少；但是营养过剩问题却日益严重，相关慢性疾病正在迅速增加。成人因营养过剩而引起的肥胖，以及高血压、糖尿病等的发病率也逐年上升。

三是科学饮食、合理膳食的健康理念普及不够。导致与饮食相关的健康问题的关键原因是人们对科学饮食、合理膳食的健康理念不够。合理的饮食营养，健康的饮食习惯，是我们健康生活的重要内容。例如，吃好一日三餐，丰富早餐营养，控制油脂的摄入等。2016 年版的《中国居民膳食指南》以先进科学的证据为基础，密切联系中国居民营养膳食的实际，对各年龄段的居民摄取合理营养、避免不合理的膳食提出了普遍适用的建议。只有正确认识科学饮食和均衡营养对自己身体保健的意义，改变自己的饮食习惯和生活方式，才可能避免与饮食相关的健康问题的发生。

中国居民平衡膳食宝塔

油25~30克
盐6克
糖50克
奶制品类300克
豆类及坚果25克以上
日均饮用水
1 500~1 700毫升
畜禽类40~75克
鱼虾类40~75克
蛋类40~50克
蔬菜类300~500克
水果类200~350克
谷薯类及杂豆
250~400克
每天活动
6 000步

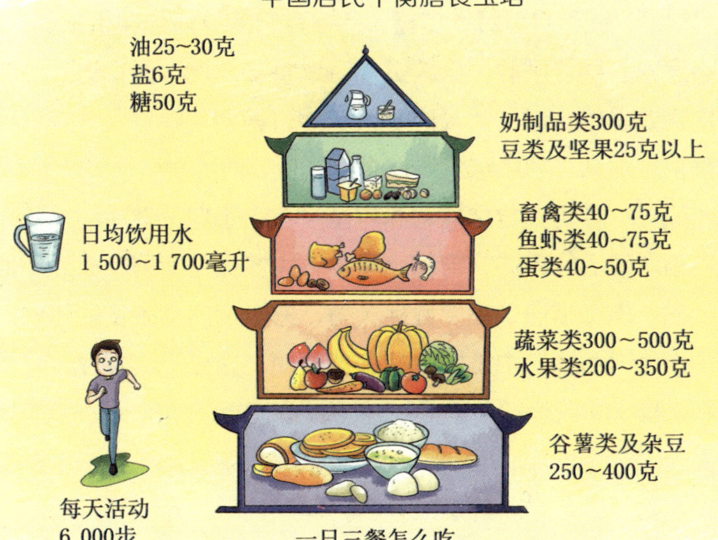

一日三餐怎么吃

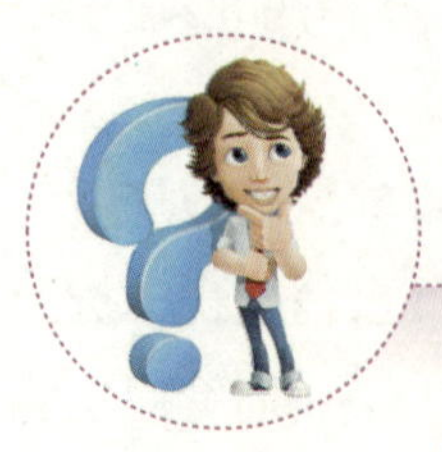

8. 你了解饮食的“红绿灯”吗?

【小贴士】饮食的“红绿灯”包括“红绿灯”的食物和“红绿灯”的烹调方法。避免选择“红灯”饮食，适量选择“黄灯”饮食，多选择“绿灯”饮食。

红绿灯是我们大家都知道的交通信号标志，过马路时“红灯停，绿灯行，黄灯要小心”。在饮食中，我们也有“红绿灯”准则，食物有“红绿灯”准则，烹调方法有“红绿灯”准则。过多摄入“红灯”或者“黄灯”食物，会给我们的身体代谢带来负担，控制不好就会导致肥胖，影响健康。以食物为例，我们遇到“红灯”食物要忌口，遇到“黄灯”可浅尝，遇到“绿灯”食物可以放心食用。那么，“红绿灯”的食物指的是什么呢?

“绿灯”食物主要是指营养丰富、有利于促进健康的食物，其热量相对较低，含油、含糖比较少，大多数是新鲜、天然、原味的食品。肉类蛋白中主要包括蒸鱼、白煮瘦肉、去皮的烤鸡、鸭肉等；非肉类蛋白中主要包括凉拌豆腐、卤豆干、煮豆浆（少糖或者无糖）、脱脂奶、蒸蛋、水煮或者茶叶蛋等；五谷类主要包括大米饭、杂粮饭、面、馒头、烤番薯（芋头、马铃薯）等；果蔬类主要包括各种新鲜水果，各种凉拌或者水煮的新鲜蔬菜，少油的炒蔬菜等；其他类主要包括白木耳、无糖（少糖）饮料等。

“黄灯”食物主要是指营养适中，具有一定的热量，含油、含糖稍高的食物。肉类蛋白中主要包括卤鸡翅、鱼丸汤、牛肉干等；非肉类蛋白主要包括咸蛋、荷包蛋、全脂奶；五谷类主要包括鸡蛋糕、苏打饼干等；果蔬类主要包括菜干、腌制蔬菜等。

“红灯”食物主要是指“三高一低”的食物，即含热量高、含油脂高、含糖高、低营养素的食物，以加工或者调味比较复杂的食物为主。肉类蛋白类主要包括熏火腿、熏肉肠、卤牛腩、炸鸡、腊肠、罐头食品等；非肉类蛋白类主要包括炒蛋、油豆腐、炸臭豆腐、冰激凌等；五谷类主要包括炒饭、炒面、速食面、锅贴、水煎包、炸油条、炸薯条等；果蔬类主要包括炸蔬菜、各种蜜饯、水果罐头等；其他类主要包括各种糖果、巧克力、可乐和一般汽水等。

烹调方法也有“红绿灯”之说。“绿灯”烹调法是采用低油、低盐、低糖的烹调法，如水煮、烤、凉拌、清蒸、涮、煮汤、卤、清炖、不加糖的红烧。腌与腌渍是不同的，腌需时甚短，如广东泡菜、韩国泡菜，属于“绿灯”烹调法；腌渍则是长期的腌泡，如酸菜、腌渍雪里蕻，含有高盐分，是“红灯”食物。不同的红烧烹调也会影响食物的灯号。例如，不加糖的红烧是“绿灯”食物，用“红灯”食物的五花肉来红烧，还是“红灯”食物，而瘦肉过油后红烧，则属“黄灯”食物。

透过“红黄绿灯法”，我们可以容易地选择对身体较健康的食物品种，更能借此改变不好的饮食习惯。

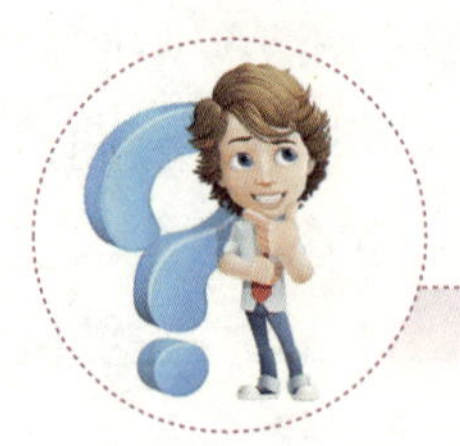

9. 我们通常所说的饮食习惯指的是什么？

【小贴士】合理安排一日三餐，少油低盐，合理搭配一日三餐的能量。

饮食习惯，是指人们对食品、饮品和饮食方式等的嗜好或偏好，包括饮食材料、烹调方法、地方风味和佐料的偏好，还有饮食方法、吃饭时间等方面的偏好。饮食习惯与地域特色、饮食文化等因素紧密相连，与个人习惯、生活环境等因素密切相关。

从我们能够进食开始，就是采用的一日三餐制，我们的身体已经形成了这样的饮食惯性，营养的吸收也按照这个规律运行。如果打破这个饮食惯性，对营养的吸收和身体的正常运行是不利的。那么，我们提倡的好的饮食习惯是怎样的呢？一是每天早上起来先喝一杯温水，可以补充晚上睡觉蒸发的水分，这样可降低血液浓度，减少疾病的发生；二是合理安排一日三餐，早饭要吃好，午饭要吃饱，晚饭要吃少；三是少油低盐的清淡饮食，避免“红灯”食物的摄入；四是合理搭配一日三餐的能量。

同时，我们也要改变不好的饮食习惯，减少由此带来的健康问题。例如，经常吃快餐饱腹，会带来营养不均衡以及饮食卫生问题；喜欢吃油炸、高糖等高热量食品，易导致摄入超标；不吃早餐，会伤及肠胃；晚餐过于丰盛，会带来饮食过量、时间过长和吃得过晚等问题，导致胰岛素分泌失衡；喜欢大鱼大肉，致使我们的身体酸碱失衡，等等。

另外，我们提倡少食多餐。为什么呢？首先，两餐时间间隔越长，由于空腹所带来的饥饿感，越容易在下一餐大量进食，而过量的进食，也会使多余的热量转化成脂肪存留。其次，机体对营养的利用有限，少吃多餐不但可以缓解肠胃压力，有利于营养更好地吸收，还可以很好地抑制多余的脂肪囤积在体内。再次，适时补充食物可以振奋精神。少食多餐的关键在于不超过我们每天所需要的食物总能量，并且保证足够的消耗，同时要保证正餐之间的零食是健康的营养食品。

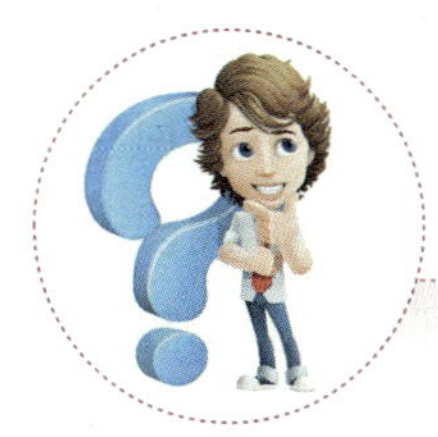

10. 如何搭配一日三餐的营养？

【小贴士】“十个拳头”和“三拳一掌”原则，帮你实现饮食和营养均衡。

一天当中我们要摄入大量的食物，怎样实现饮食和营养均衡呢？这里给大家介绍两个简单、易学、易记的方法。

“十个拳头”原则是一个比较简单形象的膳食平衡方法，大家可以根据自己的拳头大小，大致确定自己一天的食物摄入量。每个拳头代表的生食物重量为 150 克左右。“十个拳头”原则，即肉蛋类（1 个拳头）：五谷类（2 个拳头）：豆奶类（2 个拳头）：蔬果类（5 个拳头）。按照 1 ：2 ：2 ：5 的比例分配，记住是用生食材的重量来计算。

（1）不超过一个拳头大小的肉蛋类。鱼、禽、肉、蛋归为一类，主要提供动物性蛋白质和一些重要的矿物质、维生素。但它们彼此间也有明显区别，在鱼类、禽类和畜类三者中，鱼类比禽类好，禽类比畜类好。

（2）相当于两个拳头大小的五谷类。五谷类包括各种主食，包括粗粮、杂豆和薯类等。它们是膳食中能量的主要来源，是膳

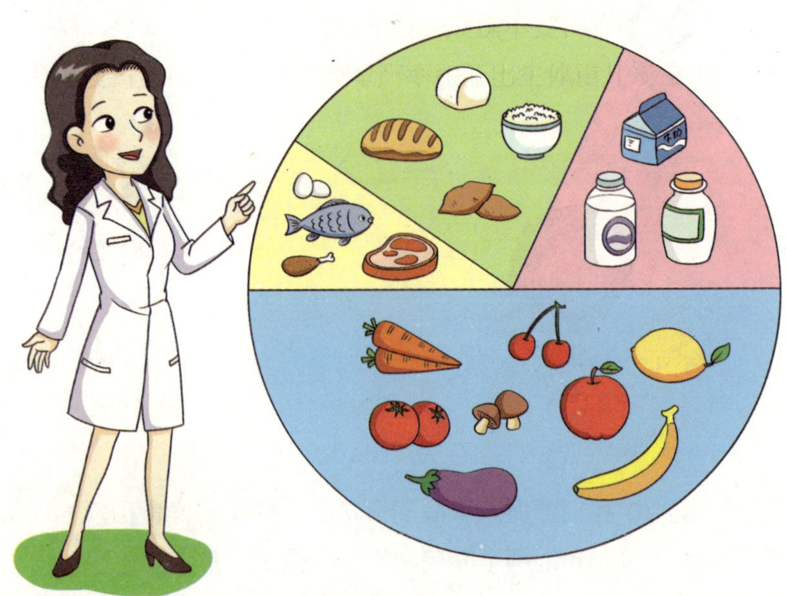

食中碳水化合物的主要来源。

（3）要保证两个拳头大小的豆、奶制品。豆类是优质蛋白质，奶类及奶制品当前主要包括鲜牛奶、酸奶和奶粉等。

（4）不少于五个拳头大小的蔬菜和水果。蔬菜和水果是膳食纤维、维生素和各种微量元素的主要来源，但蔬菜和水果终究是两类食物，各有优势，不能完全相互替代。

知道了一天中食物摄入的量，问题又来了。针对一天中的每一餐我们应该如何安排这“十个拳头”呢？这个也不难，记住“三拳一掌”原则就行了。简单地说就是做熟的食物，依据我们自己的拳头和手掌的大小，按照“五谷类一拳，蔬果类一拳，非肉类蛋白一拳，肉类蛋白一掌”来把握就可以了。如果适当地把晚餐的量向早餐倾斜一下就更好了。

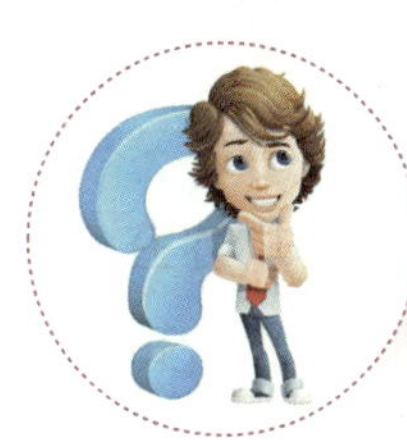

11. 吸烟对女性的危害有哪些？

【小贴士】吸烟不仅会导致多种疾病，也使女性更易衰老。

烟草烟雾中含有超过 7 000 种化学物质，其中有 69 种为已知的致癌物。成千上万的科学证据表明，吸烟和二手烟是肺癌、慢性呼吸系统疾病、冠心病、脑卒中等多种疾病发病和死亡的重要危险因素。与不吸烟者相比，吸烟者患冠心病的风险增加 2 ~ 4

倍，患中风的风险增加 2 ～ 4 倍，患肺癌的风险增加 13 ～ 23 倍，因慢性阻塞性肺疾病导致死亡的风险增加 12 ～ 13 倍，患消化道溃疡的风险增加 3 ～ 7 倍，患胃炎的风险增加 2 倍，患胃癌、食管癌的风险均增加 3 ～ 4 倍，胰腺癌则增加 6 ～ 7 倍。

由于女性特殊的身体结构和孕育下一代的生理特点，吸烟对女性的危害更为严重。对于不孕症，女性吸烟的危险性比不吸烟者高 2.7 倍，夫妻双方都吸烟比不吸烟者高 5.3 倍。因吸烟导致的骨质疏松而发生股骨颈骨折，女性的可能性是男性的 6 ～ 8 倍。女性吸烟者患宫颈癌的危险比不吸烟者高 4.4 倍，比被动吸烟者高 2.5 倍；女性卵巢癌则比不吸烟者高 2.8 倍。

吸烟导致的疾病

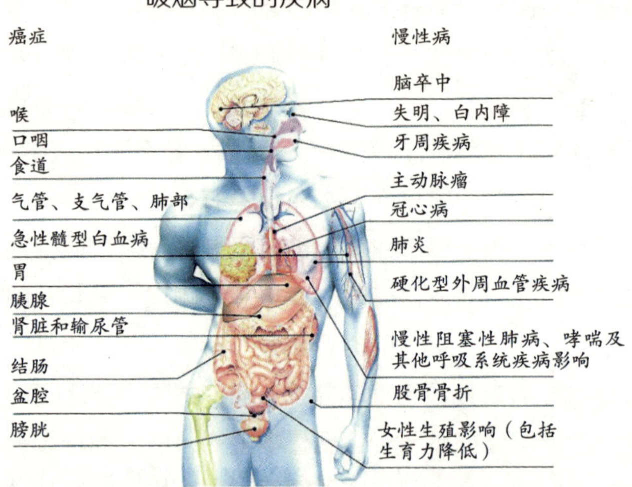

孕妇吸烟可增加胎儿先天性畸形的发生率，而且容易发生流产、早产和死胎、胎儿生长发育迟缓、低体重儿、胎儿听力障碍等。女性怀孕期间吸烟还会损害腹中孩子成年后的生育能力。

吸烟可使女性绝经期提前 1 ~ 3 年，并加速女性衰老。吸烟不仅可以使面部皮肤产生皱纹和变黄，而且也会使受到衣服保护的身体皮肤出现与面部皮肤一样的损害，因而造成全身的皮肤衰老，失去弹性和光泽。无论是主动吸烟还是被动吸烟，烟对皮肤的危害是非常明显的，香烟中至少有 4 000 种化学物质可以破坏肌肤健康。最可怕的是，吸烟对皮肤的影响可能要过 10 年才能看到，你现在皮肤光滑紧致？那只是暂时的，不要被现在看到的假象迷惑，等你能看到吸烟在皮肤上的影响，就为时已晚了。当然，如果戒烟的话，还是有可能让皮肤慢慢恢复的。

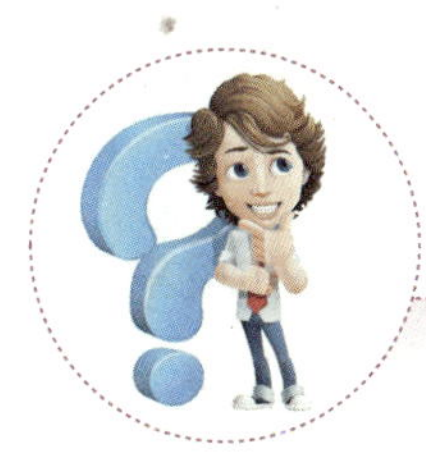

12. 被动吸烟的危害?

【小贴士】每日和吸烟者在一起待上 15 分钟以上，吸“二手烟”者的危害便等同于吸烟者。被动吸烟严重危害女性和儿童的身心健康。儿童更容易受到“三手烟”的危害。

被动吸烟即俗称的“吸二手烟”，非吸烟者每日暴露在吸烟者所造成的烟气环境中 15 分钟以上即定为被动吸烟，又称“强迫吸烟”或“间接吸烟”。在日常生活中绝大多数人不可能完全避免接触烟雾，因而成为被动吸烟者。当吸烟危害吸烟者本身健康的同时，“二手烟”也影响非吸烟者。每日和吸烟者在一起待上 15 分钟以上，吸“二手烟”者的危害便等同于吸烟者。“二手烟”对被动吸烟者的危害一点也不比主动吸烟者轻，特别是对孕妇、儿童的危害尤其严重。

（1）“二手烟”对女性的危害大于男性!

①肺癌：与男性相比，女性受烟草危害更严重。一些与吸烟者共同生活的女性，患肺癌的风险比常人高出 6 倍。

②对记忆力的危害：长期被动吸烟的女性记忆力明显比在非烟雾环境中生活的女性要差。

③冠心病：“二手烟”暴露能引起急性冠心病，即使短时间接触“二手烟”也会使患冠心病的风险急剧上升、心脏病死亡风险增加。

④对孕妇、婴儿的危害：“二手烟”暴露是导致孕妇发生妊高征、妊娠合并征的重要危险因素。90%“二手烟”暴露的孕妇的羊水中能检测出尼古丁等有害物质，说明烟草烟雾对胎儿生长的子宫内环境直接造成污染；“二手烟”暴露还影响胚胎细胞增殖、分化，导致胚胎发育异常，表现在神经系统的发育障碍、宫内生长迟缓。

⑤导致女性不孕：直接吸烟与吸“二手烟”女性患不孕症的可能性比非吸烟者高出 2.7 倍。吸烟严重损害女性生育功能，导致女性受孕的概率降低；如果男女双方同时吸烟，女性的受孕率将会更低。

⑥导致白血病和肿瘤：美国一项研究表明，丈夫吸烟可以使非吸烟妻子患白血病的风险增加 7 倍。6 ~ 45 岁在家中被动吸烟的女性，患乳腺癌、宫颈癌的危险比不吸烟家庭妇女高 3 ~ 4 倍。

（2）“二手烟”对儿童的危害比想象得大！

被动吸烟对儿童健康的危害涉及儿童生长发育的各个阶段，包括从出生前的胎儿期开始暴露于母亲主动或被动吸烟，到出生后暴露于家庭内以及家庭外的被动吸烟，都可能引发疾病，增加婴儿猝死综合征（SIDS）、急性呼吸系统疾病、慢性呼吸系统疾病的发病风险，减慢肺功能的发育，导致哮喘以及使哮喘恶化和急性及慢性中耳疾病的发生。

①导致儿童哮喘的发生：哮喘的儿童在家庭中往往被动吸烟时间长、量大。接触“二手烟雾”会使已患有哮喘的孩子发病更频繁，病情更严重。母亲吸烟对患儿，尤其是对男孩的不良影响最大。

②导致呼吸系统的慢性损伤：无论是怀孕期间吸烟妇女所生的婴儿，还是出生以后接触“二手烟雾”的婴儿，跟没有接触香烟烟雾的婴儿相比，肺功能要差，从而增加了其产生健康问题的风险。“二手烟雾”在婴幼儿中易引起支气管炎和肺炎。

③影响儿童听力发育：多项研究表明，儿童中耳炎、中耳积液、鼓膜张力异常均与他们在家庭中被动吸烟有关。

④影响儿童身高：科学家曾对 9 273 名儿童进行了 36 年的观察，结果表明，6 ~ 11 岁的儿童被动吸烟对其生长发育确有影响。那些家长每天吸烟 10 支以上的家庭的儿童，比不吸烟家庭的儿童要平均矮 0.65 厘米。

⑤影响心血管发育：最近几项研究表明，长期在家庭内被动吸烟的儿童和青少年，其血液中高密度脂蛋白浓度下降。高密度脂蛋白血液浓度降低，可影响心血管正常功能。

⑥影响儿童认知能力：有研究表明，受“二手烟”危害的儿

童、青少年在认知能力上比同龄人低。

⑦无论是怀孕期间吸烟妇女所生的婴儿，还是出生以后接触“二手烟雾”的婴儿，跟没有接触香烟烟雾的婴儿相比，更有可能因为婴儿猝死综合征（SIDS）而夭折。

（3）三手烟的危害

除了“二手烟”，还有“三手烟”。“三手烟”是指吸烟之后残留在室内各种物体表面的尼古丁以及其他化学物质，烟碱随烟雾被释放在空气中，可以在室内物体表面残留数周乃至数月。这些残留物“潜伏”在地毯、沙发和其他日常物体表面，当与室内常见的化合物亚硝酸结合时，便很容易发生化学反应，生成致癌物质亚硝胺，附着在物体表面难以清除。“三手烟”在人体细胞会引起基因突变，从而造成癌症和其他疾病的可能性。

日常生活中，人们很可能通过接触被烟雾污染表面的衣物、家具甚至皮肤或者头发，受到亚硝胺的危害。而“烟民”曾经待过的地方，如卧室、车内、沙发等，都是暗藏隐患的危险区。

因此，婴幼儿和儿童更易受“三手烟”危害。因为婴幼儿和儿童的体重相对成人低，同样水平的有毒物质对其造成的危害更大。又因为他们的活动特点，当他们在地板、地毯上爬行或玩耍时，更容易近距离接触残留在环境中的有害物质，因而更容易暴露在“三手烟”的危害中。加之婴幼儿和儿童的免疫系统更脆弱，皮肤吸收这些有害物质后，最直接的后果就是引起婴幼儿的呼吸系统问题，如急性支气管炎、哮喘等。因此，简单地将孩子们与吸烟时产生的烟雾隔离，并不能真正保护孩子。即使在室外抽烟，吸烟者家庭婴儿体内的尼古丁含量仍比不吸烟家庭婴儿高出7倍。加上儿童处在生长发育的特殊时期，其对有害物质的抵抗能力远比成人低。因此，环境中的烟草残留物，包含铅和砷等有毒物质，对儿童的神经系统、呼吸系统、循环系统等均可造成不小的危害。儿童暴露在烟雾微粒环境中的时间越长，其阅读能力越差。即使烟雾微粒含量极低，也依然有可能导致婴幼儿出现神经中毒的症状。

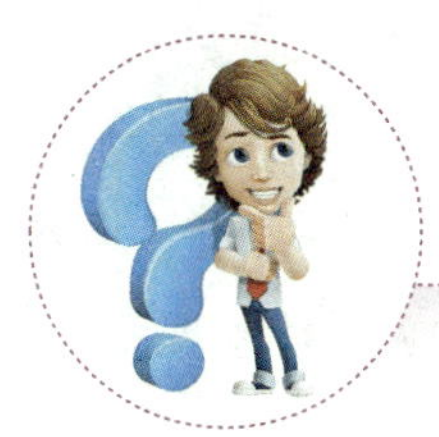

13. 过量饮酒如何损害健康?

【小贴士】过量饮酒可引起心脑血管疾病、导致肝硬化、引起胃溃疡、危害后代等，对女性危害更大。

酒的主要成分是乙醇和水，几乎不含有营养成分。经常过量饮酒，会使食欲下降，食物摄入量减少，从而导致多种营养素缺乏、急慢性酒精中毒、酒精性脂肪肝等，严重时还会导致酒精性肝硬化。过量饮酒还会增加患高血压、脑卒中（中风）、乳腺癌和消化道肿瘤等疾病的风险，也会导致骨质疏松发生概率增加，更容易发生骨折。很多导致意外伤害的行为如酒后乱性、暴力倾向及其他身体伤害，还有交通事故等，均与饮酒有关。

（1）过量饮酒是心血管疾病的危险因素，与脑血管疾病密切相关，对记忆力、注意力、判断力、协调功能及情绪反应都有严重伤害。饮酒过量还会造成口齿不清、视线模糊、失去平衡力。

（2）过量饮酒损害肝功能，可加重肝脏负担（摄入的酒精主要依赖肝脏进行氧化分解），使肝细胞受损变性，最终导致肝硬化，40%～90%的肝硬化患者有过量饮酒的历史。

（3）过量饮酒可引起慢性胃肠道炎症，如恶心、消化不良、胃炎、胃溃疡等，也会导致肾脏损害，甚至肾功能衰竭。

（4）过量饮酒危害后代。医学统计证明，爱饮酒的夫妇生下来的孩子多智力低下，体质较弱。

（5）饮酒可引起过敏性疾病。如面、颈部皮肤潮红、眼结膜充血、心率加快，有时有皮疹，并导致急性呼吸道症状如胸闷、喘息发作或严重哮喘发作。

饮酒对女性的影响比男性要大。女性体内脂肪所占比例高于男性，与男性相比，酒精在女性身体中更容易快速达到较高浓度，使她们很快感觉到醉意。这意味着女性饮用较少量的酒就可以受到与男性同等程度的伤害，因此建议女性饮酒者的饮酒量要少于男性。

对于饮酒者而言，要降低饮酒相关风险，关键在于学会如何安全饮酒。中国营养学会建议成年饮酒女性一天饮用酒的纯酒精量不超过15克，也就是相当于啤酒450毫升，或葡萄酒150毫升，或38度的白酒50克。

对于不饮酒的人而言，不提倡任何以健康为目的的饮酒行为。

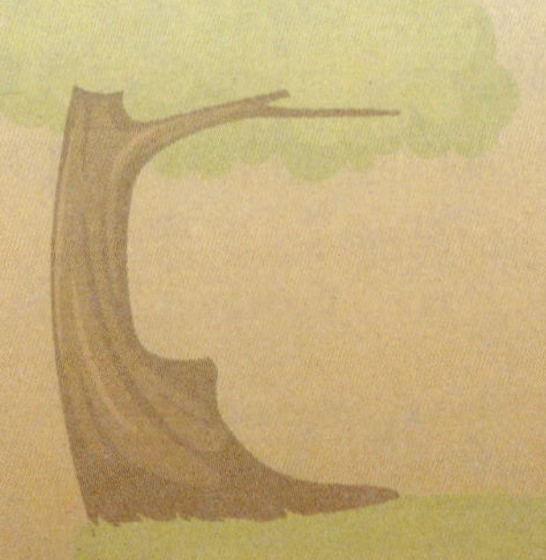

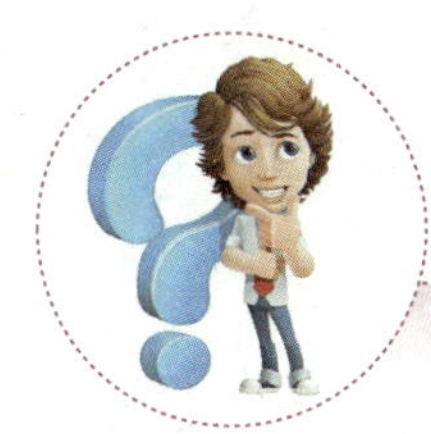

14. 怀孕女性是否可以饮酒?

【小贴士】要健康的宝宝不要酒!

怀孕女性不饮酒!

备孕期或孕期饮酒对孕妇及胎儿的不良影响很大，尤其是对胎儿的身体和智力损害较大。酒精被胃肠吸收后进入血液循环，血液中酒精很容易透过胎盘屏障，进入胎盘，因为在胎盘内难以降解，因而浓度较高，从而影响胎儿的发育和分化。饮酒越多，浓度越高，对胎儿的危害就越大。酒精可损害生殖细胞，长期酒精作用将导致卵巢萎缩、分泌卵细胞减少甚至导致不育等。酒后怀孕可造成胎儿发育迟缓、反应迟钝和智力障碍，还可导致胎儿面部、骨骼、四肢和心脏等器官的畸形。

妊娠期酗酒，由酒精引起的发育缺陷、个子矮小、体力和智力障碍的“胎儿酒精综合征”，终生不能治愈。

母亲饮酒，酒精也可以通过乳汁对哺儿造成不良影响。

因此，对于孕妇、准备怀孕或可能怀孕的人，要坚决避免饮酒，这是全世界的共识。美国卫生总署于1981年及2005年先后建议妇女在怀孕期间戒酒，或在准备怀孕时戒酒以避免在怀孕初期对胎儿造成伤害。中国营养学会2016年版《中国孕期妇女和哺乳期妇女膳食指南》明确指出妇女在孕前期、孕期及哺乳期要禁酒。

第二章

个人卫生习惯

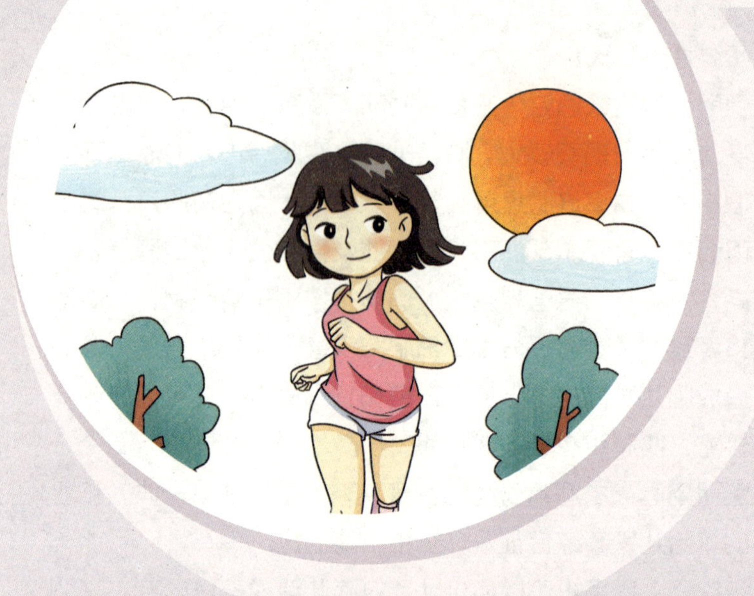

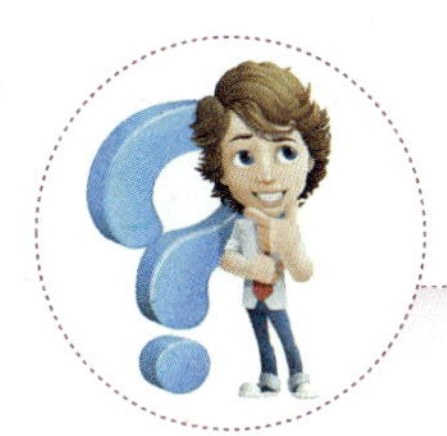

15. 你知道卫生习惯“七要、七不要”吗?

克服不良卫生习惯，建立良好的卫生习惯，最基本的就是“七要、七不要”。

卫生习惯“七要”指的是：①食前便后要洗手，外出归来要洗手；②要勤换洗衣服被褥，勤洗澡，勤剪指甲；③食物要新鲜；④食物要烧熟煮透；⑤生吃瓜果要洗烫；⑥早晚刷牙，定期检查；⑦咳嗽、打喷嚏时要遮掩口鼻。

卫生习惯“七不要”指的是：①不随地吐痰；②不要吃半生不熟的水产品或海产品；③不要喝生水；④不要吃无证摊贩的不洁食品；⑤不要用脏手直接拿食品吃；⑥不要暴饮暴食；⑦家里有病人时，不要自办家庭筵席宴请客人。

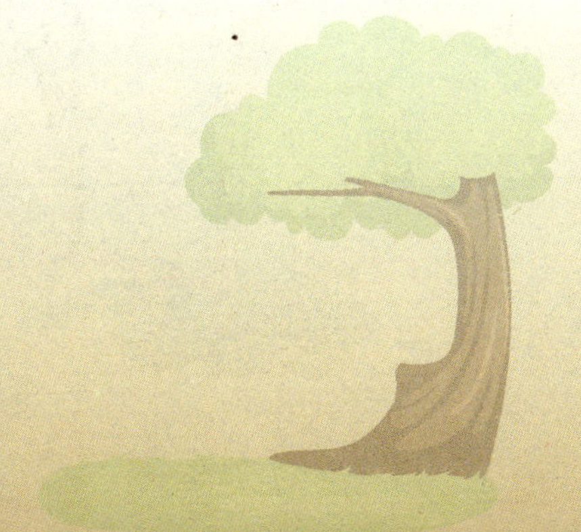

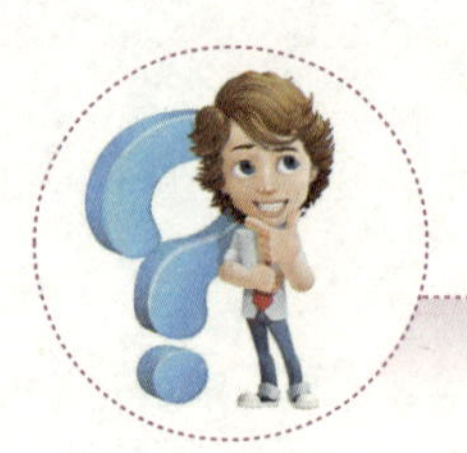

16. 你知道正确开窗通风的作用和方法吗？

【小贴士】选准时机勤开窗，配合打扫促健康。

冬天开暖气或烧火炉，加上雾霾，不少办公场所及家庭常常门窗紧闭，使得室内容易发生氡污染、烟草烟雾污染，湿气与霉菌等有害物质无法有效排出，从而增加了人们的患病风险。

为了营造健康安全的室内环境，定期开窗通风是最为经济有效的方式。开窗通风能够将新鲜空气换入室内，同时将污染空气换出，为人们提供更充足的氧气。另外空气流通可以有效减少室

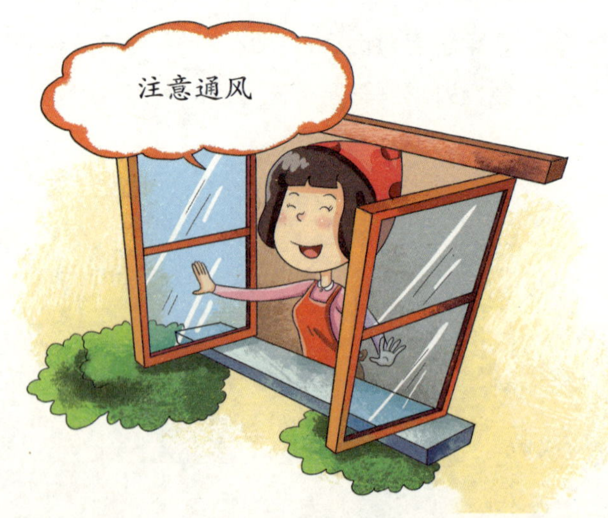

内病菌的数量，降低人们感染的风险。开启窗户还能最大限度地让阳光照射进室内，阳光中的紫外线能起到一定的杀菌消毒作用。

如何做到正确的开窗通风呢？要注意以下几点：

（1）开窗通风的最佳时间：一般为上午9—11时、下午14—16时，此时太阳已经升起，气温升高，沉积在大气底层的污染物已散去。清晨和傍晚则最不宜开窗通风，因为气温较低，气压高，空气中的污染物向地面沉积，不易向高空散发。部分人群身处重工业区，应该结合实际情况，尽量避开污染高峰期，选择清洁时段开窗通风。经济条件许可的，还可购买空气净化器作为辅助。

（2）开窗通风的次数和持续时间：每日开窗3～4次，每次持续30分钟就能达到良好的通风效果。当室内外温差较大时，可相应地减少开窗通风时间；当无法判断室内外温差时，最好保证30分钟的开窗通风时间。雾霾天室外污染严重，可选择在室外空气质量相对较好的时段，将窗打开一条小缝，通风30～60分钟。此外，下雨前及刚下雨后，潮湿的空气不仅没能将污染物冲刷至地面，反而影响了污染物的扩散，此时空气污染较重，不宜开窗通风。地面干燥而风力较大时，空气中的扬尘增多，此时也不宜开窗通风；而当风力较小，同时室外较清洁时，建议开窗通风。

（3）开窗通风之前，应配合清洁室内环境，使用湿抹布或湿拖把清洁，可以减少尘土飞扬。清洁完成后，选择合适的时间段开窗通风。

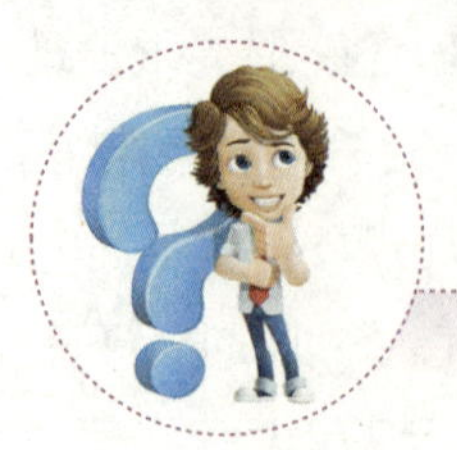

17. 怎样把好“病从口入”关?

【小贴士】管好口，八不吃，三少吃。

人们每天都会食用各式各样的食物，每一次饮食都给了病原体入侵机体的机会，当不洁食物被摄入体内后，疾病也就可能随之发生，尤其是肠道疾病。

生活中比较常见的是感染性腹泻（也称急性胃肠炎），它是指各种病原体经肠道感染引起的腹泻。感染性腹泻的病原体主要包括细菌、病毒、寄生虫和真菌等，其传播途径主要是“病从口入”即粪一口传播，少数由个体接触传播和（或）呼吸道飞沫传

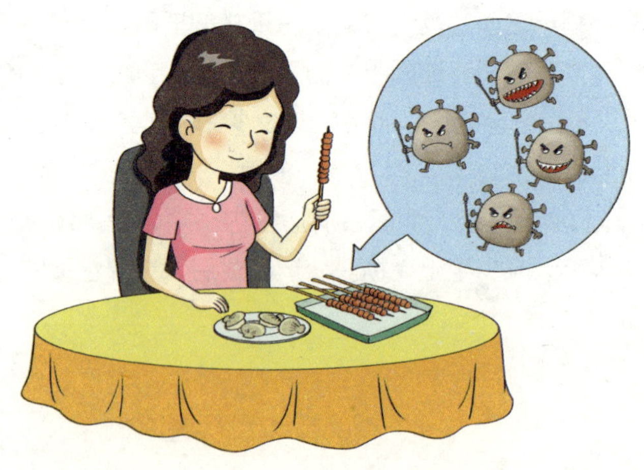

播。感染性腹泻的主要症状有腹痛、腹泻，并可伴有发热、恶心、呕吐等。

严把“病从口入”关，就是要管好“口”，做到“八不吃、三少吃”：

“八不吃”：一不吃病死或死因不明的家禽家畜；二不吃霉烂变质粮食加工成的米、面制品；三不吃在冰箱内储存时间过长的不新鲜食物；四不吃生的水产品及未烧熟煮透的食物；五不吃来源不明、腐败变质的食品；六不吃包装破损的或超出保质期的包装食品；七不吃来源不明的容器盛装的食品；八不吃自行采摘的野生蘑菇和其他野菜。

“三少吃”：一少吃易带致病菌的食物，如螺丝、贝壳、螃蟹等水海产品；二少吃冷藏、腌藏、干藏的畜禽肉和鱼虾；三少吃路边露天饮食小摊点的食物。

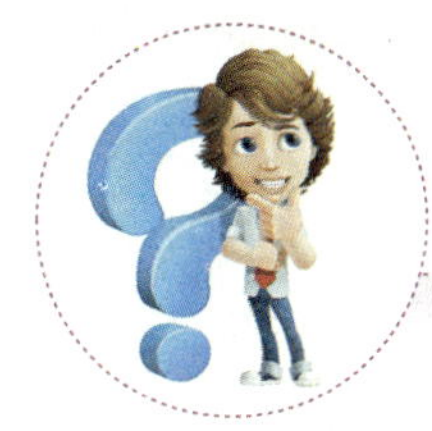

18. 你会正确洗手吗？

【小贴士】六步洗手法小口诀：一搓手掌，二洗手背，三擦指缝，四扭指背，五转大弯，六揉指尖。

洗手是预防多种传染病的重要措施。在日常生活中，我们有很多事情都是通过双手来完成的，保持手部干净卫生对健康很重要。人们多数时候都没有按照规定动作洗手，也就是说没有真正起到预防疾病、保护健康的目的。那么，怎样洗手才算是正确洗手，才能真正起到预防疾病、保护健康的目的呢？

只有把控好以下四个方面，洗手才有意义。

（1）洗手指征要知道

①饭前便后；②接触污水时；③接触污水污染过的物体时，如桌椅、玩具、用具等；④接触被感染性疾病（包括肠道以及呼吸道传染病）病人污染的物品时；⑤直接或间接接触眼、鼻、口时，如刷牙及摘戴隐形眼镜等；⑥处理食物时；⑦接触消毒、杀虫、灭鼠药品时。

（2）洗手用品要用好

因手会接触到大量的病原微生物，选择洗手用品至关重要。如抗菌肥皂、抗菌洗手液以及手消毒剂等均具有良好的消毒效果；一次性纸巾或干净的个人专用毛巾也可以有效地避免二次污染或交叉感染。

（3）洗手时间要恰当

正确的洗手时间是每次洗手不少于 30 秒。一般用肥皂（皂液）流动水冲洗，双手下垂，让水顺手指冲下，污垢被水流冲走。洗完后再用一次性纸巾或干净的个人专用毛巾擦干。

（4）洗手方法要正确

六步洗手法可简化为小口诀“一搓手掌，二洗手背，三擦指缝，四扭指背，五转大弯，六揉指尖”。注意：流动水洗手至少 30 秒，并要使用洗手液等。

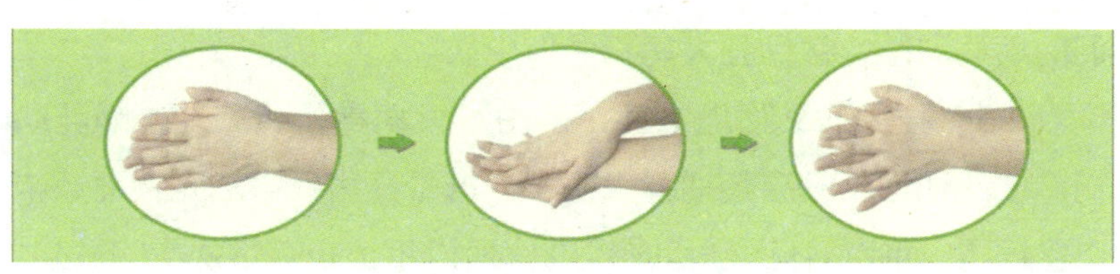

第一步，五指并拢，掌心搓掌心； 第二步，手指交错，掌心搓掌背； 第三步，手指交错，指缝互搓；

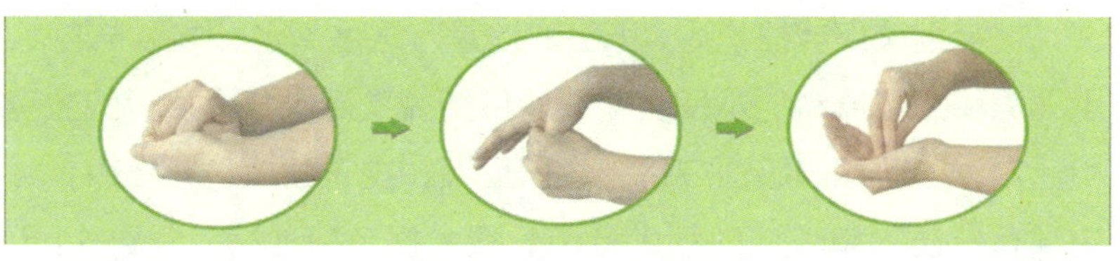

第四步，两手互搓，互相摩擦； 第五步，拇指在掌心旋转； 第六步，指尖按摩掌心。

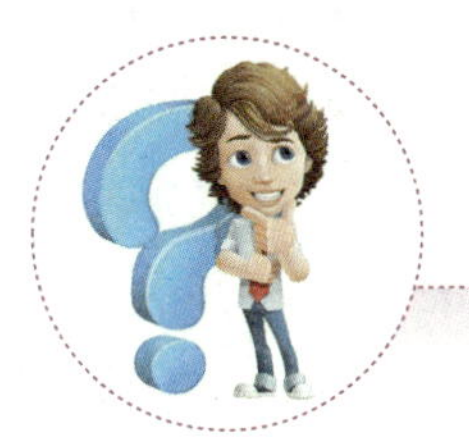

19. 饲养猫狗要注意哪些健康问题？

【小贴士】被猫狗抓伤、咬伤立即用清水冲洗伤口并注射狂犬疫苗；孕妇不逗猫狗可预防弓形虫病。

农村几乎每家都养有猫狗，在日常生活中会有许多密切接触，轻微的抓伤、咬伤在所难免，但我们同样不应该忽视猫狗带给我们的疾病风险，包括狂犬病和弓形虫病。

（1）狂犬病又称恐水症，是由狂犬病毒所致。凡是哺乳动物造成的伤口，都会传播狂犬病毒。携带狂犬病毒的宠物唾液中也含病毒，而猫狗有舔润爪的习惯，所以爪上也有带病毒的危险。不仅如此，被动物舔到人身上的伤口，甚至被动物的唾液喷溅到身体的黏膜都有可能传播病毒。

被猫狗咬伤或抓伤后，正确的处置方法是：马上找到水龙头，用肥皂和大量流动的水反复冲洗，尽量减少感染狂犬病毒的数量和活力，不可用口吸血或挤出伤口血液，也不建议包扎伤口；尽快到有资质的单位注射狂犬疫苗。狂犬疫苗接种后，需要 14 天才能在人体内产生保护作用，所以接种疫苗越早越好。疫苗接种务必足量全程，不可心存侥幸。

孕妇及哺乳期妇女如不慎被猫狗咬伤或抓伤，也应立即处理伤口，及时、全程、足量地注射狂犬疫苗，哺乳期妇女还应加用抗狂犬病血清，不必顾虑，可继续哺乳。如果出现狂犬病症状，应立即隔离断奶。因感染了狂犬病毒的母亲，长期与婴儿频繁接触，婴儿有可能会被母亲唾液或乳汁感染，故对婴儿也应注射狂犬疫苗。

（2）弓形虫病是由弓形虫引起的人畜共患病，传染源主要是猫科动物，我国猪的弓形虫感染率也较高，是重要传染源。胎儿在母体内可经胎盘感染，直接影响胎儿发育，导致畸形。人体则主要通过食用未煮熟的含弓形虫的食物，或者损伤的皮肤和黏膜接触被弓形虫卵囊污染的土壤、水源等感染。人群对弓形虫普遍易感，孕妇及免疫功能低下者为高危人群。弓形虫病作为优生优育五项检查之一，尤其应该引起孕妇的注意。

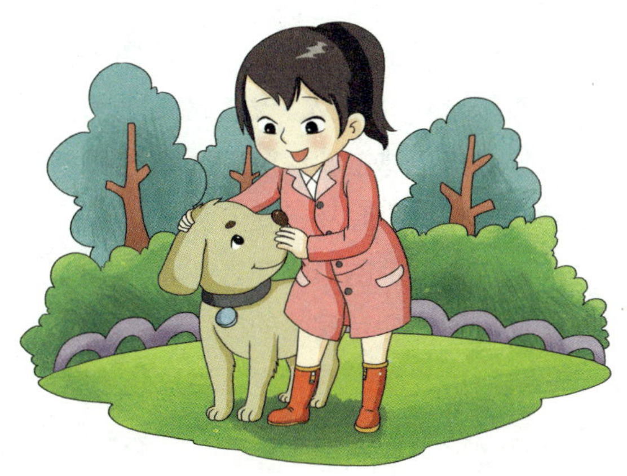

预防弓形虫病，应注意不吃生肉及不熟的肉、蛋及乳类，减少与猫、狗等动物的密切接触。孕妇应该定期检测血清抗体，首次检测的孕期为 10 ～ 12 周，阴性者须在 20 ～ 22 周时复查。不论首次检查还是复查，如确定有孕期感染，均应考虑治疗性人工流产，以免产后新生儿出现先天性弓形虫病。复查阴性者，应于足月时再进行第 3 次检测。

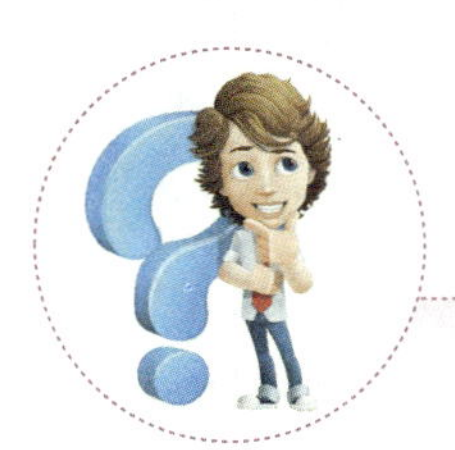

20. 打喷嚏、咳嗽吐痰时要注意什么？

【小贴士】躲避他人、注意遮挡、痰吐纸上、及时洗手。

感冒和流感是我们最常见的呼吸道传染病。2003 年在中国爆发的传染性非典型肺炎、国际上先后发生的埃博拉病毒爆发、中东呼吸综合征等疾病的流行，促使人们更多地关注呼吸道的卫生。

呼吸道传染病的病原体主要通过空气（飞沫、尘埃）传播。患者通过打喷嚏、咳嗽将鼻腔及口腔内含有病菌的分泌物以飞沫的形式排出，飞沫的扩散范围集中在患者周围1米以内，并沉积在周围的物体表面；同样含有病菌的痰液如果随意吐在地上，将被尘埃包裹，干燥后可飘散于空气中。当这些飞沫、尘埃被人群吸入或沉积于鼻腔、口腔和眼结膜，则人群易受到感染。此外直接接触了患者的分泌物或被分泌物沾染的物体，也有可能被感染。因此为了有效减少呼吸道传染病的传播，在打喷嚏、咳嗽吐痰时应做到以下几点：

（1）打喷嚏、咳嗽时注意避开他人，应用一次性纸巾或清洁的手绢遮掩口鼻，使用后的纸巾扔入垃圾桶，手绢使用一次后也需要及时清洗。如果来不及准备纸巾或手绢，可弯曲手肘，用手肘处的衣物遮掩口鼻，尽量避免直接用手遮掩口鼻。

（2）不随意往公共场所地上、人行道上及垃圾桶内吐痰，应将痰液包裹在一次性纸巾中，并将其扔进垃圾桶。

（3）打喷嚏、咳嗽吐痰后，尤其是在双手接触分泌物后，都应使用流动水清洗双手，有条件者配合使用皂液效果更好；清洗完成后用干净的纸巾或毛巾将手擦干，避免使用公用毛巾。

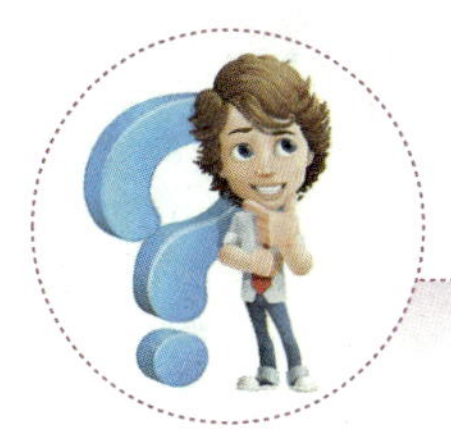

21. 如何保持口腔卫生?

【小贴士】科学刷牙，饭后漱口，少吃甜食。

“牙好，胃口就好”，口腔健康是全身健康的基础。世界卫生组织对口腔健康的定义是“牙齿清洁、无龋洞、无痛感，牙龈颜色正常、无出血现象。”口腔疾病与全身疾病可相互影响。龋齿、牙周病等可导致牙齿疼痛，严重者可导致牙齿脱落影响咀嚼功能，进一步影响食物消化和营养吸收；牙齿缺失、牙列不齐等问题不仅导致说话漏风、言语含糊不清，更会影响个人形象；常见的牙周病会诱发或加重心脑血管疾病、糖尿病、老年痴呆等疾病。

良好的口腔卫生习惯与定期口腔专业保健相结合可以有效维护口腔健康，促进全身健康。可从以下四个方面做起：

（1）正确选用牙刷、牙膏。首先，选择牙刷毛柔软、排列合理、一般为 10 ~ 12 束长、3 ~ 4 束宽、刷头较小、顶端圆盾的保健牙刷，牙刷使用 3 个月后就应及时更换。其次，根据口腔健康需要选择牙膏，含氟牙膏防龋效果最明显，此外还有抗敏感牙膏、抑制牙菌斑牙膏及抗牙结石牙膏等其他功效的牙膏，成人每次刷牙只需挤出大约 1 厘米的膏体。

（2）采用科学刷牙方法。如图所示进行牙齿上、下、内、外、牙面的清洁，最后使用牙线或牙间刷辅助清洁牙间隙。

正确的刷牙方法

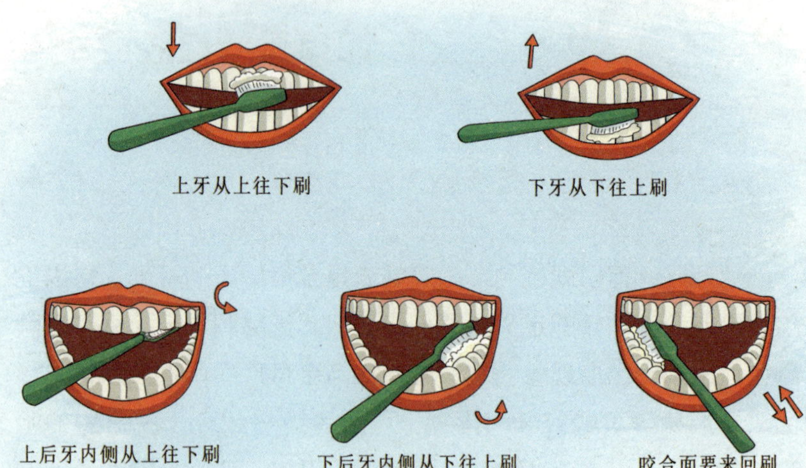

保证一人一刷一口杯，早晚各刷一次牙，饭后漱口。

（3）每年至少进行1次口腔健康检查，尤其是女性在计划怀孕前应接受口腔健康检查。可及时发现和早期治疗口腔疾病，还可采取适当的预防措施，预防和控制口腔疾病的发展。每年进行1次洁牙，去除牙结石，保持牙齿坚固和牙周健康。

（4）少吃糖、少喝碳酸饮料、不吸烟等健康的生活习惯也是维护口腔健康的重要保障。

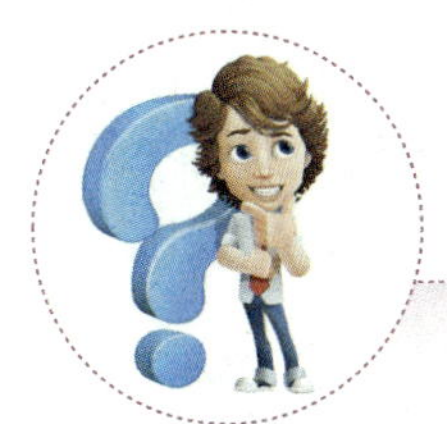

22. 怎样才能睡得好?

【小贴士】心境平和、环境适宜、不饮浓茶、热水泡脚、摆脱束缚好入睡。

人的一生中，睡眠时间要占据 1/3 左右。良好的睡眠可以调节人体生理机能，维持神经系统平衡，提高幸福指数。目前，由于生活节奏加快，经济和心理压力增大等原因，越来越多的人出现睡眠障碍，包括日间嗜睡、入睡困难、夜间易醒等睡眠量或质的异常。长期睡眠障碍可引起头疼头晕、机体代谢紊乱、肌肤暗淡松弛、免疫功能下降、大脑功能减退，严重者会出现器官早衰、智力下降。

掌握以下几点可以帮助我们养成良好的睡眠卫生习惯，维护身体健康。

（1）保持规律的作息时间。睡前保证心境平和，不强迫自己入睡，不要开着电视入睡。如果躺下后半小时没有成功入睡，则可起床做些温和的活动或者按摩，睡意来临后再次上床入睡。

（2）维持舒适的睡眠环境。如保持卧室温湿度适宜，能够有效隔绝噪声，悬挂遮光效果好的窗帘，选择软硬适中的床垫、高度在 12 ~ 15 厘米的枕头，保持床单、被套的清洁卫生等。另外，卧室尽量不作为其他活动场所使用。

（3）晚餐不饱食，七分饱较适宜；睡前禁喝茶、可乐，不抽烟也不要喝酒。为避免起夜，晚餐后少喝水及饮料；睡前两小时内不做剧烈运动，避免大脑兴奋。

（4）睡前用温热水泡脚。临睡前可以做一套按摩的动作：盘腿坐或仰卧于床上，双手轻轻按摩头面部，然后左右手分别按摩对侧肩膀和手臂，接着双手轻柔摩擦胸部和腹部，最后按摩足底心，动作轻柔缓慢持续 10 分钟后尝试入睡。

（5）每日食用一些促眠食物包括核桃、莲子、大枣等。

（6）女性睡前一定要脱下胸罩，否则乳房长期受压，易导致疾病的发生。也不可佩戴隐形眼镜及金属首饰睡觉，隐形眼镜阻碍了眼表的透气，而金属首饰长时间与皮肤摩擦，易导致金属元素的慢性吸收和蓄积，而且佩戴首饰会影响机体循环，易引起局部皮肤老化。

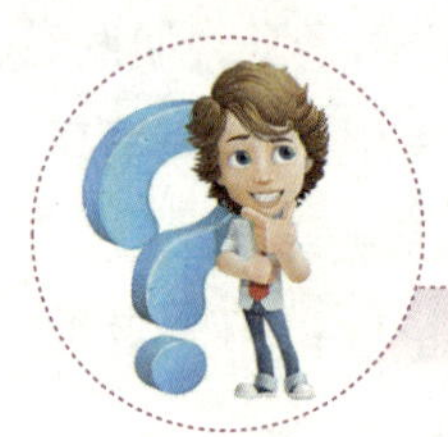

23. 如何预防用眼疲劳?

【小贴士】摆正坐姿；勤眨眼睛，常做保健；少玩手机和上网；光线要好、睡眠要足、营养要好。

都说“眼睛是心灵的窗户”，可现代人再没有多少时间用双眼来欣赏美丽的风景，反而更多的时间都是盯着电脑、电视和手机屏幕，久而久之就会出现一系列眼疲劳症状，如眼皮沉重、眼球胀痛甚至头疼、眼结膜充血、视物模糊、眼睛干涩，严重者眼压升高等。美国视光学协会将这种眼综合征称为电脑视频终端综合征。

那么怎样预防用眼疲劳呢？

（1）摆正坐姿。在看电视、阅读、使用电脑、手机等近距离工作学习时，要注意持续时间不要过长。用眼 1 小时左右，起身活动 3 ~ 5 分钟。有资料显示：连续看电视 4 小时可使视力暂时减退 30%，因此，看电视时要特别注意保护视力。一般来说，电视机和人的距离应该是屏幕对角线的 4 ~ 6 倍；看电视时，最好坐在屏幕的正前方，如果坐在旁边，观看角度要小于 45°；还有在看电视时，屋子里的光线不要太暗，也不要太亮，可以在屋子里开一盏柔和的小灯或红色的灯泡，这样眼睛就不容易疲劳了。

（2）勤眨眼睛，常做保健。把握“20－20－20”规则，即每 20 分钟眺望远处 20 英尺（6 米）处的景色 20 秒钟，当需要长时间用眼工作时，尽量多眨眨眼，保持眼球湿润，并且周期性地闭上双眼，缓解眼疲劳。在手边放置一杯热茶或者在房间内开启空气加湿器，都能增加空气湿度，缓解眼睛干涩。此外，学习掌握熨目法也能对眼睛起到很好的保健作用：双手掌面相对，相互摩擦，双手搓热后，闭上双眼，双手熨帖于眼皮上；重复数次后，再用食指、中指、无名指轻轻按压眼球；一天中根据自己的时间选择做 2 ~ 3 次熨目即可。

（3）光线要好、睡眠要足、营养要好。保证环境中照明充足、光线合适，减少强光直射，找到让眼睛感受最舒服的状态。

不要在昏暗的灯光下去看书、玩手机，也不要边走路边看手机。熬夜会加剧眼疲劳的发生，只有充足的睡眠才能让双眼得到长时间的休息和营养素的补给。日常生活中多吃一些富含维生素的食物，包括动物内脏（肝、心及肾）、鱼肉、牛奶、绿叶菜、胡萝卜、红薯、西红柿、柑橘等果蔬。此外，传统的枸杞、菊花茶、决明子茶等也都有一定的明目作用。

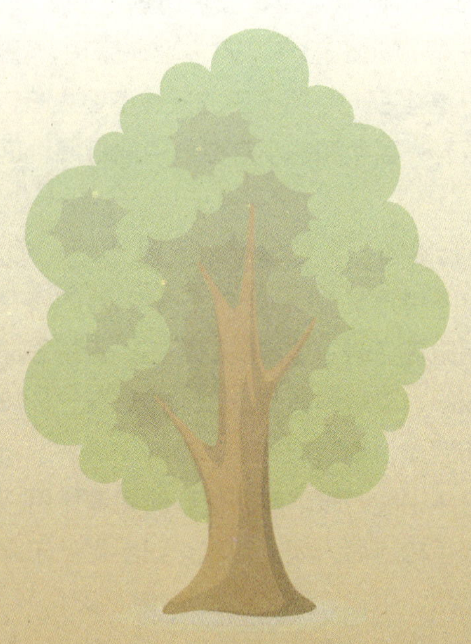

第三章

女性心理健康

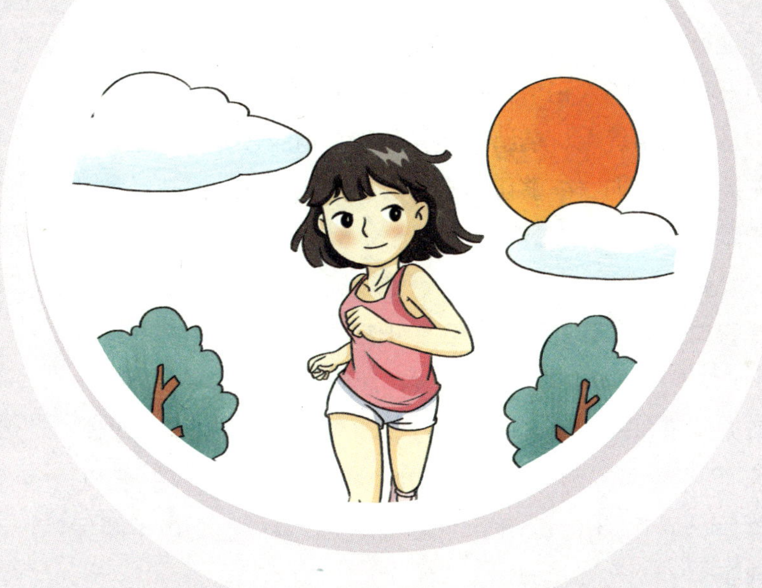

24. 怎么知道自己的心理是否健康？

心理健康是指一种良好的心理和精神状态，能够恰当地认识和评价自己和周围的人和事，有和谐的人际关系（包括家庭成员、朋友、邻居、同事等），情绪稳定，行动有目的性，不放纵，能够应对生活中的压力，能够正常学习、生产和生活，对家庭和社会有所贡献。

那么，如何判断自己的心理是否健康呢?

一是智力正常。智力正常是我们正常生活的最基本的心理健康条件。智力主要包括观察力、记忆力、思维力、想象力和操作力。良好的智力水平是一切社会人学业成功、事业有成的心理基础。用智商值 IQ 来表示，智商大于 90 为正常，上不封顶，小于 70 为智力落后。但 IQ 不能说明一个人的成就，智商值高也不能保证心理健康。

二是情绪稳定，心境良好。情绪是指人对客观事物是否符合需要所产生的一种主观体验。情绪稳定，还要加上心情愉快才是情绪健康的标志；而且情绪的变化应该是由适当的原因引起，还要与情绪反应的程度相适宜。

三是较为坚强的意志，是指人们能自觉地确定活动目标，支配自己行动，克服重重困难，以实现预定目标的心理过程。主要包括：行动的自觉性、果断性、坚韧性和自制力。自觉性是指人在行动时意志自主自觉；果断性是指遇事当机立断；自制力是指能控制自己的情绪、言谈和行为，当行则行，当止则止，不感情用事；坚韧性是指知难而上、不屈不挠、持之以恒。如果做事过于优柔寡断、徘徊不前、思前想后，或不计后果、草率等都是意志不健康的表现。

四是和谐的人际关系。人际关系既治病也致病，正常良好的人际交往不仅是维持心理健康必不可少的条件，也是心理健康的重要标志。心理健康的人乐于与人交往，不仅能接受自我，也能接受他人，认可他人存在的重要性。在与人相处时，积极的态度（如同情、友善、信任、尊敬等）总是多于消极的态度（如猜疑、嫉妒、敌视等），既能为他人所理解，也能为他人和集体所接受，能与他人相互沟通和交往，人际关系协调和谐。

五是行为协调。心理健康的人，其能力、兴趣、气质与性格等各方面能平衡发展，并完整、协调、和谐地表现出来。思考问题的方式是适中和合理的，待人接物能采取恰当灵活的态度，对外界刺激不会有偏颇的情绪和行为反应，言谈举止协调、有条不紊、落落大方。

六是反应适度，反应是指人对外界刺激给予的应答。心理健康的人既能对自己的能力、性格、情绪和优缺点做出恰当、客观的评价，能体会到自己的存在价值、了解自己、接受自己，又能对周围事物和环境做出客观的认识和评价，能对现实环境的变化做出适当的反应并保持良好的接触。不能有效地面对现实、处理与周围环境的关系是导致心理障碍、心理疾病的重要原因。

七是心理特点符合年龄。人的一生要经历各个不同年龄阶段，都有相对应的不同的心理行为表现，从而形成不同年龄阶段独特的心理行为模式。心理健康的人应具有与同年龄段大多数人相符合的心理行为特征。如果一个人的心理行为经常严重偏离自己的年龄特征，一般都是心理不健康的表现。

处于不同的生理时期，月经、妊娠、分娩、哺乳及绝经等特殊的生理机能，女性的心理状态不同。保持身心健康，要从改变认知、参与社会交往、重视体育锻炼、张弛有度、合理安排时间和资源入手。一是要不断提高自身素质；积极进行自我调整，学会行之有效的缓解压力的方法。二是要主动适应现实环境，积极参加并合理处理生活中的冲突；应对变化的外界环境，保持人格的完整和健康，努力矫正消极行为与情绪。三是要做到对自己不苛求，对他人期望不过高，会疏导自己的愤怒情绪；偶尔也屈服，小处不坚持；暂时逃避，待心情平静时再重新面对自己的难题；

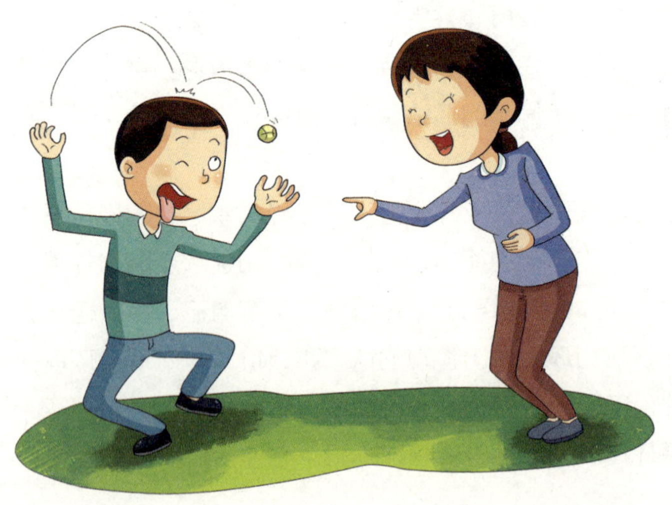

善于找人倾诉烦恼；多做助人为乐的事情；在一定时间内，做好一件事；不处处与人竞争，不把别人看成对手；与人为善，多交朋友，少树敌人。

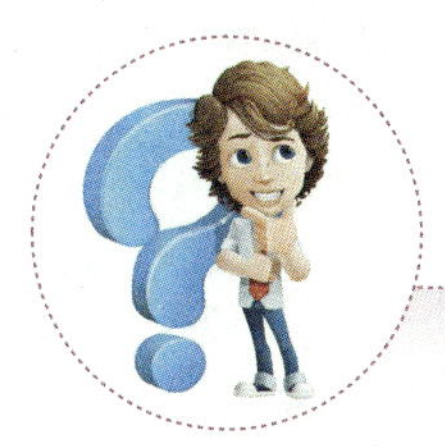

25. 如何平衡工作与家庭的关系?

社会经济的快速发展，让更多的农村妇女走出家庭，走向社会，开始在工作、家庭中扮演不同角色，这种角色的转换使女性承受着前所未有的压力，厚此薄彼都会影响个人和家庭的生活，影响工作。因此，寻求工作与家庭的平衡点就显得非常重要，需要注意以下几个方面：

（1）做好自己的职业规划，有效地安排自己的工作。不要把自己变成工作的“奴隶”。在工作和生活上，应有明确界限，合理安排一些时间与家人朋友在一起。

（2）兼顾家庭，保持积极心态和良好沟通。不要把工作上的强势带回家。工作再忙也要多与家人沟通，不要忽略精神关怀，尤其不能忽略孩子情感生活的需求。当感到巨大心理压力和出现悲伤、愤怒、怨恨等情绪时，要勇于在亲友面前倾诉，并获得他们的劝慰和开导，以消解不良情绪，同时也能得到家人、朋友的理解。

（3）不要轻易以牺牲自我为代价，也尽量不要牺牲他人，要让全家人共同成长与发展，争取事业与家庭双赢。

（4）保持良好的人际关系。有了和谐而适度的人际关系，就有了支持的力量，有了归属感和安全感，心情才能愉快，工作才会顺畅。

26. 如何构建和谐家庭？

【小贴士】“家和万事兴”，家人之间互敬互爱，尊老爱幼，互相包容。

家庭是以血缘和姻缘为纽带建立的。“家和万事兴”，家庭的和谐关系到家庭的幸福。摆正自己与家庭其他成员的关系，充分尊重各位成员，乐于听取各种意见，勇于分担家庭责任，在教育子女问题上看法一致，在赡养老人问题上观点相同，在钱财使用安排方面没有分歧，这些均是和谐家庭的内涵。

婆媳关系一直是中国家庭内部人际关系中的难题。俗话说：“婆媳亲，全家和。”一是说婆媳关系融洽与否直接影响着整个家庭中其他的人际关系，二是指婆媳关系是家庭内部人际关系中最微妙、最难处的一种关系。

第一，做媳妇的要尊重、关心婆婆，遇事多和老人商量，尽量做到“经济公开”，照顾到老人的生理、心理特点，尽量照顾老人的性情和习惯，学会适应婆婆。只要不是什么原则问题，就要尽可能地使自己的举动合老人心意。必要时，甚至迫使自己迁就老人的某些习惯。

第二，相互尊重与谅解。婆媳双方是一种平等的人际关系，而不是一种一方必须依从于另一方的支配与被支配的关系。相互尊重，公事要求双方协商，而属于个人的“私事”，则应互不干涉。媳妇要多尊重婆婆的管家经验；做婆婆的要看到儿媳的长处，都要多站在对方的立场去考虑问题，相互谅解。

第三，避免争吵。婆媳之间出现分歧、产生矛盾时，双方一定要保持冷静的头脑。即使一方发脾气，另一方也应克制自己的情绪反应，等对方情绪平静之后再商讨处理所存在的问题。婆媳失和，向亲朋邻里诉说，只会加剧矛盾。

第四，物质上的孝敬与情感上的交流相结合。作为儿媳要和婆婆搞好关系，除物质上孝敬之外，还应注意和婆婆搞好感情交流，消除心理上的隔阂。做媳妇的平日里要经常向婆婆嘘寒问暖，尤其遇上老人身体不适，更需悉心照料，使老人在精神上得到安慰。

第五，发挥儿子 / 丈夫的中介作用。婆媳关系本来就是亲子关系与夫妻关系各自的延伸而形成的一种新的家庭人际关系，儿子对婆媳双方的性格特点最为了解，做儿子的既不能使母亲感到失望，也不能让妻子有苦无处诉，要帮助母亲与媳妇进行心理和情感上的交流，消除心理上的屏障。

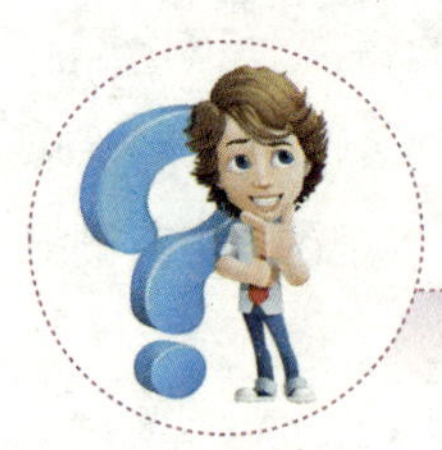

27. 影响心理健康的常见原因有哪些?

【小贴士】女性自身的生理特点、多角色矛盾、社会偏见和性别歧视等原因影响着女性的心理健康。

社会的发展促使越来越多的农村女性走出家庭，走向社会和企业职场。这些女性继续承担着传统的相夫教子的职责，同时要兼备“贤妻良母”和“职业女性”的双重角色。日益增大的生活压力、出色扮演好社会和家庭双重角色的需要，使得她们的心理负担越来越大，关注其心理健康变得越发重要。那么影响她们心理健康的原因究竟是哪些方面呢?

（1）女性自身的生理特点。女性与男性在生理上的差异是男女心理差异的基础和前提。女性在青春期、妊娠期、哺乳期、更年期等每一阶段不同的发展变化，都可能会引起女性的心理冲突和危机，从而影响女性的心理健康。

（2）多角色矛盾。女性在家庭中是妻子、女儿、儿媳、母亲等；在工作中是骨干、领导、同事、合作者等，女性的社会角色和家庭角色定位要求女性承担多重负荷，女性经常会因其所扮演的角色在时间、空间、身心、能力和行为方面的不同步、不协调，导致各种角色间产生冲突和矛盾。故除了工作因素，恋爱、婚姻、亲子关系、家庭关系等都会影响女性的心理健康。

（3）社会偏见和性别歧视。由于部分人的偏见和性别歧视，女性在就业、岗位竞争、升职、提薪等方面较男性来说都处于弱势，同样的甚至更多的付出却得不到相应的回报，这种不公正、不合理使很多职业女性既愤懑又无奈，长期的精神压抑让女性心理压力不断加大，对心理健康造成严重的不良影响。

女性要学会了解和悦纳自己，学会调整心态、自我调适，学会科学减压，注意调节和维护心理平衡，使自己开心地、愉悦地生活。

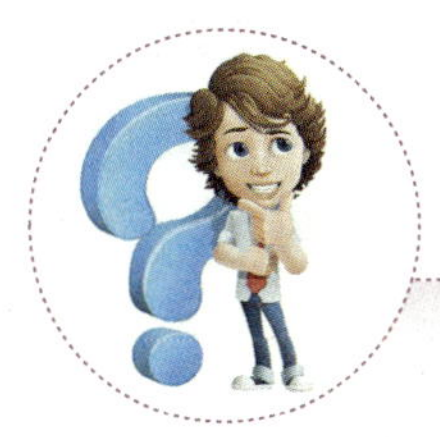

28. 你是什么类型的家长？

【小贴士】既不能过度关注成为“孩奴”，也不能忽视孩子、放任自流，要着力培养孩子健康的人格。

孩子是家庭的希望，而现在，到底如何对待孩子，家长们处于严重两极的状态。

一种家长过度关注孩子而成为“孩奴”。这些家长不懂科学的教育，表现为生活重心过于偏重孩子，一切都为孩子打点好，只买“贵”的不买“对”的，单纯物质上的满足而不考虑实际经济承受能力，孩子的任何表现和情绪异常都让父母压力重重。对孩子的过度关注容易造成孩子的娇生惯养，形成自私自利的性格，不仅让孩子失去独立思考的能力，还使他们丧失自己动手劳动的能力，更可能让孩子的内心变得更加脆弱，以后走入社会不能经受挫折和打击。其实，孩子真正需要的不是父母给予一切，而是帮助他们学会自己解决问题，应对生活的挑战。

另一种家长则是彻底忽视孩子，尤其忽视其心理健康。这些家长对自己孩子的优点缺乏全面了解，既不去帮助孩子找到适合自己的学习方法，也不花时间培养孩子良好的学习习惯，而是采用所谓的“放养”，放任孩子自我成长。在孩子们生理、心理快速发育的关键时期，这种放任和忽视尤其有害。因为这个时期也是孩子良好性格、道德品质成型的关键时期，孩子们表面看来逐渐“长大”，但内心还远远没有成熟，且意志最为薄弱，很容易

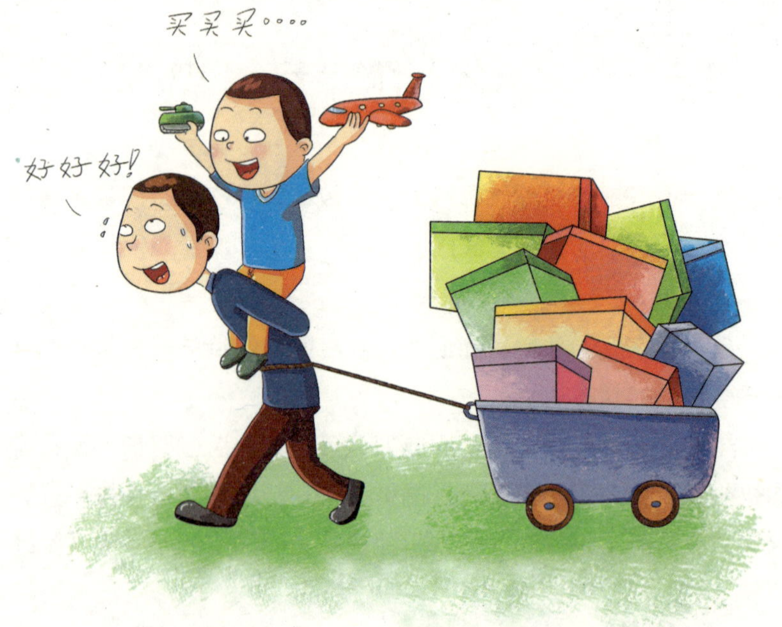

受周围环境影响，此时缺乏家庭教育的约束，缺乏与家长的合理交流，或者家长过于依赖“物质奖励”或“暴力压制”的方式，都会使孩子在家庭中找不到温暖与关爱，使其不是沉溺于网络虚拟空间，就是沾染上社会的不良习气，甚至上当受骗、误入歧途。

孩子年龄还小，心理承受能力弱，是非判断能力也有限。作为父母要多与孩子沟通。如果在外务工，记得要经常打电话给孩子，了解孩子的内心世界，树立孩子的自信心，营造一个和谐的家庭氛围，让孩子身心健康、愉快地成长。

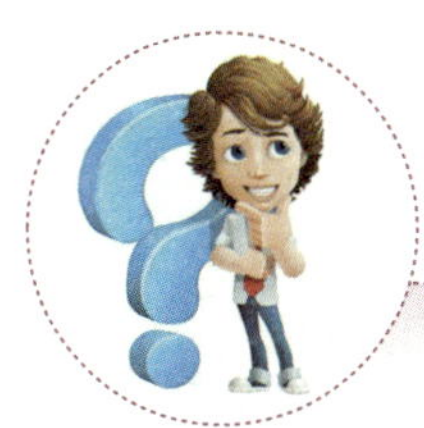

29. 精神也能“感冒”吗？

【小贴士】确定合理的目标，多参加集体活动和体育运动，多给自己点赞，及时咨询心理医生。

普通感冒是常见疾病，但我们的精神也可能会“感冒”，这就是抑郁症。抑郁症是以显著而长久的情绪低落为主要特征的一类心境障碍。抑郁症不像普通感冒那样，有明显的症状，90%的抑郁症患者都没有意识到自己患有抑郁症。但也需注意，遇到挫折时，出现情绪上偶尔的失落并不是抑郁症。

抑郁症患者的不高兴往往是没有原因的、长时间持续的，他们对任何事情都不感兴趣。他们的内心极度痛苦，严重者会因为承受不住内心的巨大痛苦而以自杀的方式解脱。再者，他们在认知层面思维迟缓，主动言语减少，语速明显减慢，自觉“脑子好像生锈了的机器”“脑子像涂了一层糨糊一样开不动了”。此外，抑郁症患者意志活动减退，表现为行为缓慢、生活被动、疏懒、不想做事、不愿和人接触交往、常独坐一旁。

要避免抑郁症的发生，我们要注意以下几点：

（1）不要让自己太累，不要给自己确立很难达到的目标。可以将一件繁杂的工作分成若干小部分，做些力所能及的事，切莫“逞能”，以免完不成工作而心灰意冷。

（2）转移注意力，避免自己越陷越深。多参加体育锻炼活动、文娱活动和社会交往活动，转移抑郁情绪，提高自信心，寻求友谊和精神支持。体育锻炼活动是治疗抑郁的好方法。

（3）心理强化。记录那些让自己开心的事情，强化“我很正常”的想法，坚持每天这样做，逐渐削弱抑郁带来的负面影响。

（4）如果通过自我调节还不能缓解症状，应该勇敢地向心理或精神科医生寻求帮助。

我们可以通过 Zung 抑郁自评量表（SDS）来对自己的状态做个评估，并采取相应的措施。SDS 为短程自评量表，能有效地反映抑郁状态的有关症状及其严重程度和变化情况。SDS 共 20 个条目，具体内容见下表。

Zung 抑郁自评量表

请仔细阅读每一条，把意思弄明白。然后根据您最近 1 周的实际情况选择适当的选项，每一条文字后面有四个选项，表示: A 从无或偶尔; B 有时; C 经常; D 总是如此。

		A 从无或偶尔	B 有时	C 经常	D 总是如此
1	我感到情绪沮丧，郁闷	□	□	□	□
*2	我感到早晨心情最好	□	□	□	□
3	我要哭或想哭	□	□	□	□
4	我夜间睡眠不好	□	□	□	□
*5	我吃饭像平常一样多	□	□	□	□
*6	我的性功能正常	□	□	□	□
7	我感到体重减轻	□	□	□	□
8	我为便秘烦恼	□	□	□	□
9	我的心跳比平时快	□	□	□	□
10	我无故感到疲乏	□	□	□	□
*11	我的头脑像平常一样清楚	□	□	□	□
*12	我做事情像平常一样不感到困难	□	□	□	□
13	我坐卧难安，难以保持平静	□	□	□	□
*14	我对未来感到有希望	□	□	□	□
15	我比平时更容易激怒	□	□	□	□
*16	我觉得决定什么事很容易	□	□	□	□
*17	我感到自己是有用的和不可缺少的人	□	□	□	□
*18	我的生活很有意思	□	□	□	□
19	假若我死了，别人会过得更好	□	□	□	□
*20	我仍旧喜欢自己平时喜欢的东西	□	□	□	□

（* 为反向评分项）

SDS 按症状出现频度评定，分 4 个等级：从无或偶尔、有时、经常、总是如此。若为正向评分题，依次评分 1、2、3、4。反向评分题（表中有 * 号者），则评分 4、3、2、1。总分在 20 ~ 80 分。

SDS 评定的抑郁严重度指数按下列公式计算：抑郁严重度指数 = 各条目累计分 /80（最高总分）。指数范围为 0.25 ~ 1.00，指数越高，抑郁程度越重。Zung 提出抑郁严重度指数在 0.50 以下者为无抑郁；0.50 ~ 0.59 为轻微至轻度抑郁；0.60 ~ 0.69 为中度至重度抑郁；0.70 以上为重度抑郁。

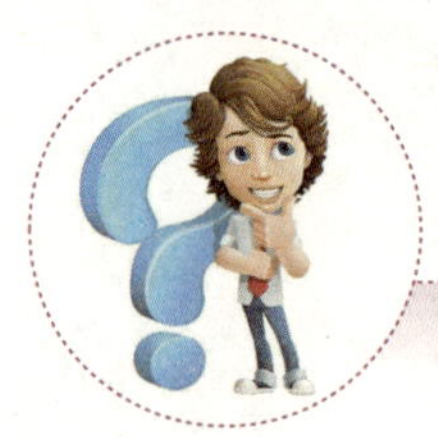

30. 焦虑是生活的必需品吗？

【小贴士】适当焦虑是正常的心理反应。

焦虑症是一种具有持久性焦虑、恐惧、紧张情绪和自主神经活动障碍的脑机能失调，常伴有运动性不安和躯体不适感。焦虑症的病前性格大多为胆小怕事、自卑多疑、做事思前想后、犹豫不决、对新事物及新环境不能很快适应。

正常人在面对困难或有危险的任务、预感将要发生不利的情况或危险发生时，可能产生焦虑（一种没有明确原因的、令人不愉快的紧张状态），这种焦虑通常并不构成疾病，是一种正常的心理状态。

焦虑并不是坏事，焦虑往往能够促使你鼓起力量，去应付即将发生的危机（或者说焦虑是一种积极应激的本能）。只有当焦虑的程度及持续时间超过一定的范围时才构成焦虑症状，才会起到相反的作用——妨碍人应对眼前的危机，甚至妨碍正常生活。只有焦虑的原因不明显或原因与程度不相称，焦虑症状很突出而其他症状不明显，且延续时间较长时才诊断为焦虑症。

焦虑的本质是一种心理反应，虽然焦虑时有各种身体症状，但并不是身体发生了严重疾病，焦虑反应消退后不会留下任何严重后果，因此不必害怕。积极参加文体活动，包括听轻松音乐、打球、跳舞，都能迅速减轻焦虑。那些个性比较胆怯、自信心不足的人容易产生焦虑，悦纳自己、了解并充分发挥自己的长处，提高自信使自己敢于面对现实，均有助于预防焦虑。

下面提供的焦虑自评量表（SAS）测量的是最近一周内的症状水平，评分不受年龄、性别、经济状况等因素的影响，但如果应试者文化程度较低或智力水平较差则不能进行自评。SAS共20个条目，具体内容见下表。

焦虑自评量表

请仔细阅读每一条，把意思弄明白。然后根据您最近一周的实际情况选择适当的选项。每一条文字后面有四个选项，表示：①很少 = 没有或很少时间；②有时 = 少部分时间；③经常 = 相当多时间；④持续 = 绝大部分或全部时间。

		①	②	③	④
1	觉得比平常容易紧张和着急	□	□	□	□
2	无缘无故地感到害怕	□	□	□	□

续表

		①	②	③	④
3	容易心里烦乱或觉得惊恐	□	□	□	□
4	觉得可能要发疯	□	□	□	□
*5	觉得一切都很好，也不会发生什么不幸	□	□	□	□
6	手脚发抖打战	□	□	□	□
7	因为头痛、头颈痛和背痛而苦恼	□	□	□	□
8	感觉容易衰弱和疲乏	□	□	□	□
*9	觉得心平气和，并且容易安静地坐着	□	□	□	□
10	觉得心跳得很快	□	□	□	□
11	因为一阵阵头晕而苦恼	□	□	□	□
12	有晕倒发作，或觉得要晕倒似的	□	□	□	□
*13	吸气呼气都感到很容易	□	□	□	□
14	手脚麻木和刺痛	□	□	□	□
15	因为胃痛和消化不良而苦恼	□	□	□	□
16	常常要小便	□	□	□	□
*17	手常常是干燥温暖的	□	□	□	□
18	脸红发热	□	□	□	□
*19	容易入睡并且睡得很好	□	□	□	□
20	做噩梦	□	□	□	□

（* 表示第 5 题、9 题、13 题、17 题、19 题的评分是① =4 分；② =3 分；③ =2 分；④ =1 分。其余题目的评分是① =1 分；② =2 分；③ =3 分；④ =4 分。）

按照中国常模结果，SAS 标准分的分界值为 50 分，其中 50 ~ 59 分为轻度焦虑，60 ~ 69 分为中度焦虑，70 分以上为重度焦虑。

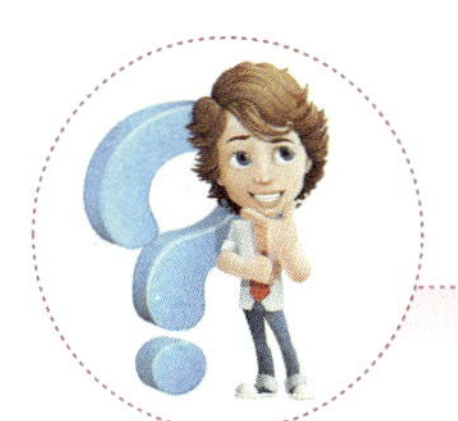

31. 有心理问题如何处理？

【小贴士】怀疑有心理行为问题，及早去医疗机构接受咨询与治疗。

保持乐观、开朗、豁达的生活态度，把目标定在自己能力所及的范围内，调适对社会和他人的期望值，建立良好的人际关系，培养健康的生活习惯和兴趣爱好，积极参加社会活动等，均有助于保持和促进心理健康。

当感到巨大心理压力和出现悲伤、愤怒、怨恨等情绪时，要勇于在亲友面前倾诉，以获得他们的劝慰和开导，消解不良情绪，

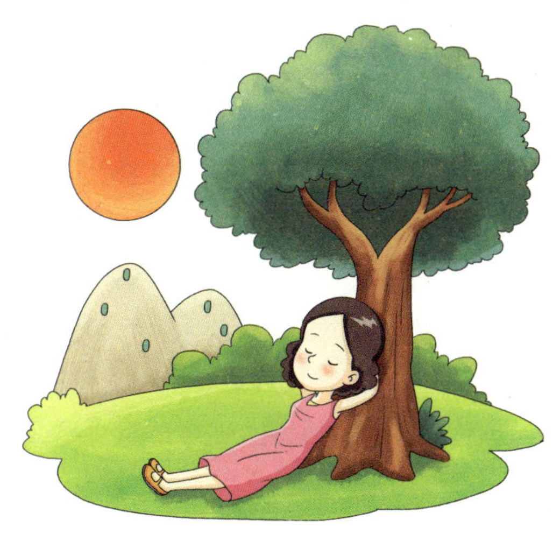

同时也能得到家人、朋友的理解。

怀疑有心理问题，及早去医疗机构心理科或精神科进行咨询、检查和诊治。如发现家庭成员、邻居、同事、同学等有明显的言语或行为异常，要考虑他可能有心理问题或精神疾病，应及时劝告其去医疗机构检查。

心理问题的处理，以心理咨询和心理治疗为主，辅以社会支持和药物对症治疗。在精神疾病的治疗方面，目前已有有效的治疗药物以及心理治疗和心理康复方法。被确诊患有精神疾病者，如果及时接受正规治疗，遵照医嘱全程不间断按时按量服药，均能达到良好效果。不愿意接受治疗、不正确治疗或不规律服药，会导致病情延误、难以治愈或复发。通过规范化的治疗，多数患者可以治愈，维持正常的生活、学习和工作。

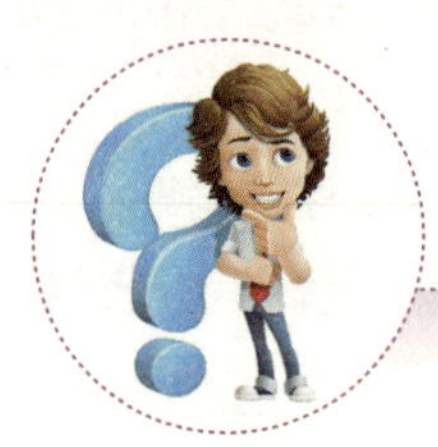

32. 留守乡村还是进城打工？

【小贴士】提高自我保健能力，掌握一技之长，加强夫妻沟通，重视子女教育。

近年来，随着社会经济的不断发展，农村劳动力大部分外流，很多家庭是男方在外打工，女方留守乡村。这种情况下，女性既要承担各种农活，又要包揽家务；既要照顾父母，又要担心孩子；

除了承受较大的劳动强度，还要扮演社会与家庭的各种角色；既没有男方分担家务和子女教育的重担，又缺乏情感交流，还要忍受独守空房的寂寞之苦，所有这些均严重影响了女性的健康和生活质量：慢性病、营养性疾病患病增多，妇科疾病不能及早预防和及时治疗，性传播疾病增多，生殖健康方面出现问题等。尤其是春节后的"夫妻团聚后遗症"，给留守女性的身心都会造成伤害。

如果进城务工，又会面临着种种挑战，如生活成本增加导致的压力感加重、城市生活的快节奏带来的紧张感增加、打工过程中遭遇的不公平待遇引起的心理失衡、文化价值观念的变迁造成心理上的困惑、社会陌生性增加导致归属感的缺失等。另外，因文化水平偏低，缺乏必要的专业知识和技能，进城后从事的工作大多比较简单枯燥，收入普遍不高，同时又因为远离家庭，还要忍受生活方式单一、亲情疏离、子女教育缺失等的痛苦。所有这些会给进城务工女性带来一些新的心理困扰，从而影响身心健康。

可参考以下几点建议：①多看书学习，提高自身素质，更新自我保健观念，增强自我保健意识和能力。②接受培训，掌握一技之长，自强自立，多参加活动。③夫妻多交流沟通，亲情最重要。④子女教育更重要，孩子刚出生几年双方均在家，以带孩子和务农为主，交通方便的，就在住家附近城市打工，教育孩子和打工兼顾；孩子 3 岁以后夫妻可同到一个地方打工，并将孩子带在身边上学。⑤有条件的可留在乡村开展多种有机农业或经营农家乐等。

不管是在乡村还是进城打工，家庭和子女教育是第一位的，只要双方多商量、多咨询，总有解决的办法。

第四章

女性生殖健康

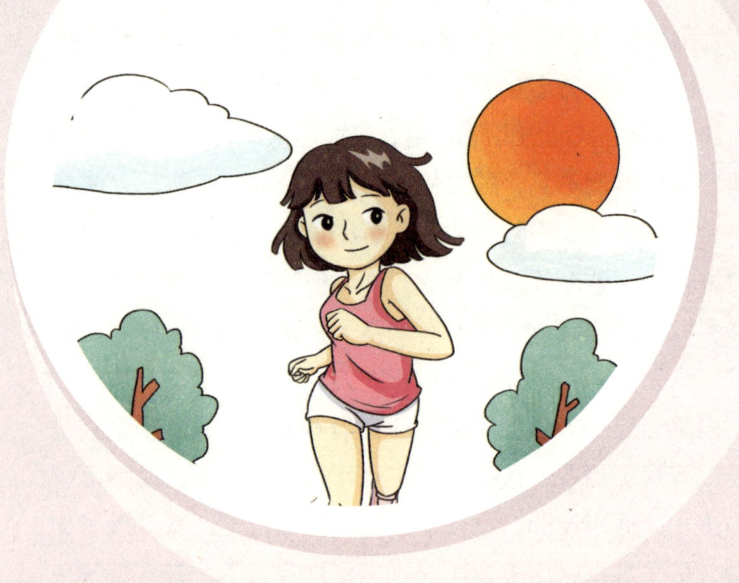

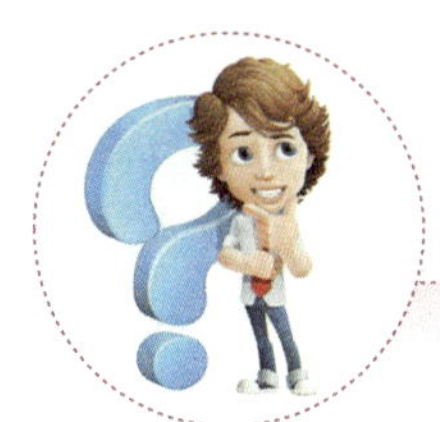

33. 怎样认识女性的身体?

确切地说，是要了解自己作为女性的一些特异的生殖器官。女性生殖器官分内生殖器和外生殖器两部分，内生殖器位于盆腔内，由卵巢、输卵管、子宫、子宫颈和阴道组成；外生殖器由阴阜、大阴唇、小阴唇、阴蒂、前庭、阴道口和处女膜组成。女性的乳房也附带在内。

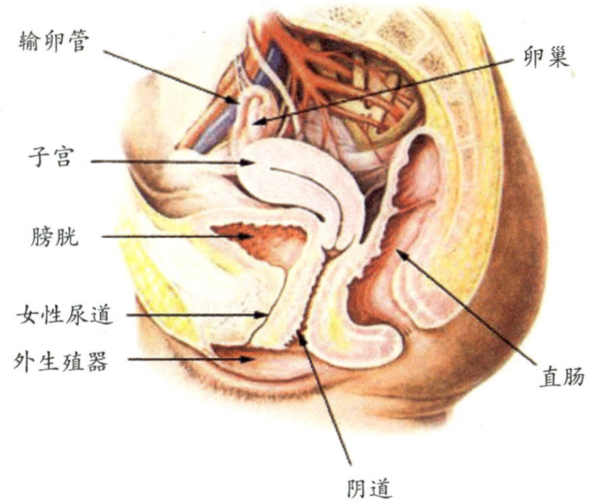

阴道是女子交配的器官，也是排出月经和分娩胎儿的通道。阴道内壁有一层黏膜，其有许多皱褶，因而有很大的伸缩余地，

在性冲动时，黏膜分泌的液体，能润滑阴道和阴茎。

子宫的特性。子宫位于盆腔内呈倒置梨形，周围的韧带将其固定在盆腔内。子宫分子宫体、子宫底和子宫颈三部分。从青春期到绝经期，女子的子宫内膜受体内女性激素的调节呈周期性变化，在每个月的一定时间内可接受受精卵的着床。子宫也是孕育胎儿的温床。子宫的容量在未受孕时不超过 10 毫升，在妊娠足月时可达 4 000 毫升；子宫重量也从 50 克左右增加到 1 000 克左右，以适应孕育胎儿的需要。

卵巢的功能。卵巢位于子宫的两旁，输卵管的后下方，左右两侧各一个，卵巢呈卵圆形，借助韧带固定在盆腔内，卵巢排出卵子，分泌女性激素。女性激素维持女子的第二性征，如乳房隆起、皮下脂肪堆积、发音尖细等；又维持女子性功能。女子在青春期到绝经期，即 13 周岁左右到 49 周岁左右，每个月排出一个成熟的卵子。

卵子通道。成熟的卵子从卵巢排出后，由输卵管的伞端，从腹腔内把它输入输卵管。输卵管位于子宫两侧，其内壁的黏膜覆盖着能颤动的纤毛，卵子进入输卵管后，借助输卵管的蠕动和纤毛的运动，逐步向子宫方向移动。这时，如果遇到精子就结合成卵，其一边不断分裂、发育，一边向子宫方向运行，然后进入子宫腔内着床。卵子如不受精，进入子宫腔后自行消亡。

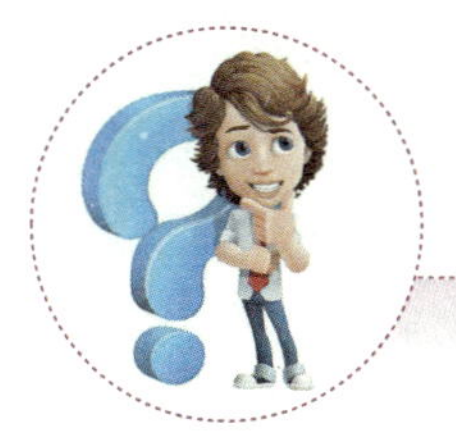

34. 生殖健康包括哪些内容？

【小贴士】生殖健康表示人们能够有满意而且安全的性生活，有生育能力，可以自由决定是否和何时生育及生育多少。

生殖健康是指与生殖系统及其功能和过程所涉及的一切事宜，包括身体、精神和社会等方面的健康状态，而不仅仅指没有疾病、不虚弱。生殖健康的主要内容包括：①人们能够有满意而且安全的性生活。②有生育能力。③夫妇有权知道和获取他们所选取的安全、有效、负担得起和可接受的计划生育方法。④有权获得生殖健康服务。⑤妇女能够安全地妊娠并生育健康的婴儿。

据世界卫生组织最新调查报告显示，对于成年女性而言，最常见的疾病不是感冒，而是生殖道感染，患病概率高达 90% 以上；最常见的不适症状不是发热、咳嗽、头痛等，而是阴部瘙痒、异味、疼痛，以及尿频、尿急等。而且女性许多其他疾病的发生也与生殖系统的功能异常密切相关，如骨质疏松、冠心病、糖尿病、黄褐斑等。从某种意义上讲，生殖系统的问题关乎女人一生的健康和幸福，也可以说是女人的“百病之源”。

世界妇产科联盟主席沙特拉曾就妇女健康问题精辟地说过一句话：“妇女的危险性在于她是妇女”。第一，由于妇女特殊的生育功能，只有履行生育功能的妇女才有可能受到与妊娠和分娩有关的健康威胁。第二，生殖道感染性疾病，尤其是性传播疾病，虽然侵袭男女双方，但对女性的疾病负担更严重。妇女孕产期的生殖道感染，还可造成胎儿、新生儿的感染，威胁下一代。第三，在计划生育方面，很多情况下妇女没有控制生育的权利，并且妇女还承担着避孕措施的主要责任和负担，因而她们所遭受到的避孕副作用也就更大。第四，不孕症的妇女不仅承受着大部分检查、诊断和治疗，还承受着更沉重的心理和社会负担。第五，在性方面，男女也存在着极大的不平等。作为女性，如果了解生殖保健知识，就能够进行负责、满意和安全的性生活，而不担心传染疾病和意外妊娠；夫妇能够知情选择和获得安全、有效和可接受的节育方法。

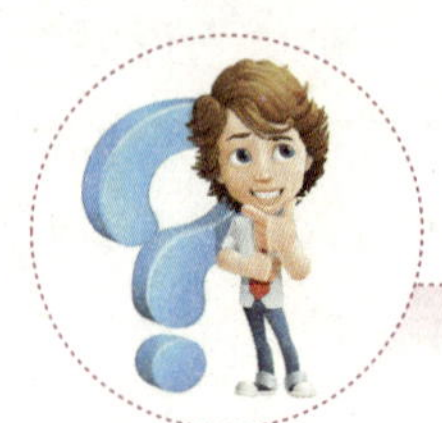

35. 什么是不安全性行为？

【小贴士】世上没有绝对安全的性行为，正确使用合格的安全套在很大程度上可以避免艾滋病、性病等的感染，但不能确保百分之百保护率；不能因为有了安全套，就放纵个人的性行为。只有规范自己的行为，才能减少各种疾病感染的机会。

性安全的含义有两点：①不会感染疾病；②不会意外怀孕。

性行为的风险主要有三个方面：即身体的损害、心理的损害和计划外怀孕。婚外性生活、多元化性行为或嫖娼、卖淫等都是不安全的性行为。世界卫生组织（WHO）早在 2002 年就公布了人类健康十大危机，不安全性行为就列在其中。要知道，当今世界上有 80% 的艾滋病感染者是通过性行为被感染的。

或许有些人会觉得这是危言耸听，或许有人会说，我不会这么容易被感染吧？可你是否想过，没有感染艾滋病病毒你就是 0%，如果感染上了艾滋病病毒，你就是 100%。更何况不安全性行为的后果不仅仅是可能感染艾滋病病毒，还可能导致意外怀孕、人工流产，影响身心健康、影响事业。因不安全性行为染上性病可能导致不育、全身性疾病，也会给你和家人带来烦恼和痛苦。

对于女性，要学会在性生活中保护自己，首先，不要过早开始性生活。女性生殖系统一般要到 20 岁才基本发育成熟，在这之前开始性生活，对身体会有极大伤害。此外过早过频的两性行为也会使女性患上阴道炎甚至宫颈癌等多种妇科病症。其次，防范意外怀孕，科学避孕。意外怀孕通常以人流告终，而每一次人流都是对女性身体的一次损伤。同时要科学地选择适合自己的避孕药具，保证性行为的安全。再次，增加对性知识的了解。很多人对性的态度是“只做不说”，这是很危险的。有了性问题要讨论，不懂的要请教医生和专家。通过书本和网络，也可以学到很多相关的知识。最后，不要讳疾忌医。密切关注自己的身体，重视身体的警报，发现问题及时就医。

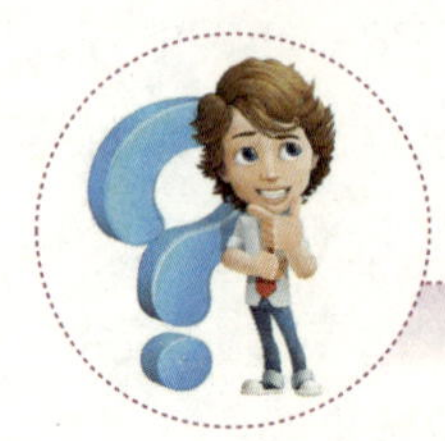

36. 如何选择适宜的避孕方式?

【小贴士】紧急避孕是一种临时性补救措施，决不能作为常规避孕方法反复使用。

避孕是应用科学的原理阻止精子与卵子相遇，使女方暂时不能受孕的方法。各种避孕方法有不同的优、缺点，要根据男女双方的年龄、健康情况、子女的多少、生活习惯等的不同，因人因地选择不同的方法：输卵管结扎、宫内节育器、皮下埋植避孕、外用工具与避孕药；还可选择安全期避孕、体外排精避孕法、压缩尿道避孕法等其他方法。但后者避孕效果均不理想，不宜推广。

避孕是性健康的关键所在，必须选择合理的避孕方法。无论是药物避孕、安全期避孕都有不妥之处，避孕套是相对比较安全的，也是年轻人中最普遍使用的方法。最大的优点是丝毫不干扰妇女生理，还可以防止性传播疾病。

紧急避孕，顾名思义是一种临时措施，在“紧急”情况下采用的避孕方法。所谓“紧急”情况是指在性生活时未采取任何防护措施，或采用方法失败，如使用避孕套不当，避孕套破裂、滑脱，漏服药，宫内节育器脱落，遭强暴等。这时候可以采取一些紧急避孕的防护措施作为补救，以免发生妊娠。必须在性生活后

72 小时之内采取措施才有效，而且服药一次只限在短时期内有效。

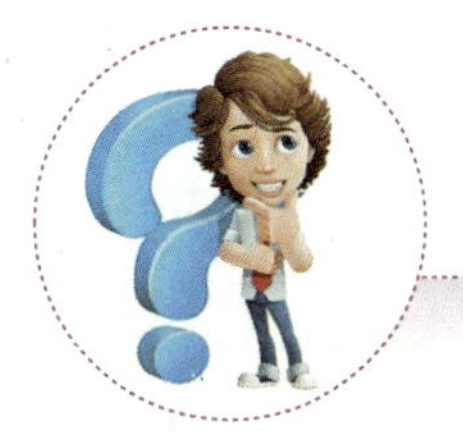

37. 如何有效地预防性传播疾病?

【小贴士】单纯的恐惧不能帮助我们建立正确的生殖健康观念，我们也不能一味地采用躲避方法杜绝享受正常性乐趣。对于医生来说所有的治疗都是在疾病发生后开始的，要防患于未然，疾病预防的主动权才是真正把握在每个人手中的。

性病，全称是性传播疾病或性传染疾病，指主要借由性行为（包括口交及肛交等）为传染途径的一组传染病。性病可能有很多起因：病毒、病菌、真菌和寄生虫等。通常，性病的传播途径主要有以下 5 种方式：直接性接触传染；间接接触传染；胎盘产道感染（经由生产、哺乳而传播给下一代）；医源性传播（如注射药品时的针头）；日常生活接触传播。

杜绝不洁性交、注意生殖卫生才是预防性病的有效方法。第一，提高文化素养，洁身自好，防止不洁性行为，采取安全性行为。第二，正确使用质量可靠的避孕套。第三，平时注意个人卫生，不吸毒，不与他人共用注射器。第四，尽量不输血，尽量不注射血制品。第五，有生殖器可疑症状时及时到正规医院就医，做到早发现、早治疗。第六，一旦遇到对方不能确定或有可能患性病时，应及时到医院检查，治疗期间最好避免性生活，需要时使用安全套，避免两性的生殖器直接接触。安全套是最安全、方便的防性病措施，不论对于男性还是女性，都可以起到预防性病的作用。第七，做好家庭内部的清洁卫生，防止对衣物等生活用品的污染，如勤晒勤洗被褥、患者内衣裤不要和小孩的混在一起洗、大人与小孩分床睡、分开使用浴盆、马桶圈每天擦洗等。第八，有些性病的病原体不是通过性传播，而是由于不注意个人清洁卫生，尤其是性不卫生引起的。所以，男女双方在性生活前要清洗下身，即使是自慰也要注意手和性器具的卫生。

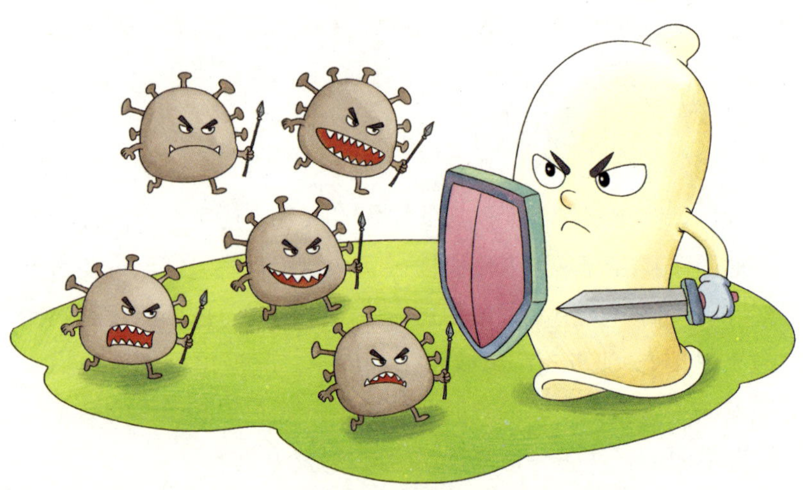

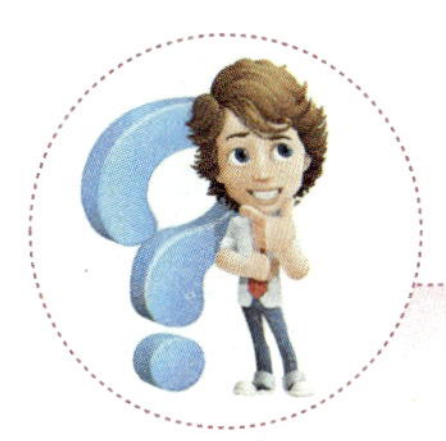

38. 使用卫生巾要注意哪些事项?

【小贴士】使用卫生巾前要洗手，两小时左右更换一次，慎用药物卫生巾。

使用卫生巾，应注意以下几个些方面:

（1）不要将卫生巾放在卫生间里。很多女性为了方便，将卫生巾放在卫生间里。其实很多卫生间是缺少阳光的，又比较潮湿，容易滋生霉菌，污染卫生巾，导致卫生巾的细菌感染私处。

（2）尽量不要使用有药物或香味的卫生巾。由于药物或香味成分可能会对女性身体产生不良影响，大多数医生并不赞成使用有药物或香味的卫生巾。

（3）使用卫生巾之前要洗手。很多女性在使用卫生巾前不洗手，而用手将卫生巾拆封、打开、抚平、粘贴的过程，会把大量病菌带到卫生巾上，从而使细菌感染私处。

（4）更换卫生巾时间间隔不宜过长。有些女性总是觉得卫生巾还没湿透就可以不换，其实长时间让私处处于潮闷的环境中，细菌容易滋生，从而感染私处。

使用卫生巾每两小时更换一次；慎用药物卫生巾，以防过敏；

拆开卫生巾前务必洗手。

39. 什么是白带?

【小贴士】正常的白带是女性生殖系统健康的信息之一，当女性发现白带异常时，应予重视，到医院进行相应的检查和治疗，切勿自行用药。

白带是女性阴道分泌的少量黏液状物质，呈白色半透明，如鸡蛋清状，是一种无味或（在月经前后几天）带有轻度铁腥味的分泌液。白带不会引起外阴刺激症状。

白带分泌量的多少与年龄、月经周期及性活动等有关。育龄妇女在两次月经中间的日子，白带显著增多，甚至自动流出来，像鸡蛋清一样可以“拉丝”；妊娠期妇女月经“停闭”，白带反而明显增多；热恋中的姑娘，白带分泌量也会增多；在激情的性活动中，白带的分泌量会更多。这一切都是女性体内雌激素作用的结果。

正常的白带是女性生殖系统健康的信息之一，是正常健康的生理表现，绝非不洁之物。但如果白带出现以下情况，则属异常:

（1）脓性白带。白带呈黄色或绿色，有臭味。这一般是由滴虫性阴道炎或化脓性细菌感染所引起。常见于滴虫性阴道炎、淋病、慢性宫颈炎、阴道异物等。

（2）灰白色白带。白带呈灰白色，均匀一致的稀薄白带，黏度很低。有鱼腥味，可伴有轻度外阴瘙痒或烧灼感。多见于细菌性阴道炎。

（3）豆腐渣样白带。为霉菌性阴道炎特有，常伴有外阴瘙痒。

（4）血性白带。即白带内混有血液，出现这种白带，应警惕患恶性肿瘤的可能，如宫颈癌、宫体癌等。有些良性病变也可出现这种白带，如宫颈息肉、黏膜下肌瘤、重度慢性宫颈炎。

（5）黄色白带。淡黄色白带常见于支原体、衣原体感染；深黄色白带是由于病变组织坏死或变性所致，常见于子宫膜下肌瘤、子宫颈癌、子宫体癌、输卵管癌。

当女性发现白带异常时，应予重视，到医院进行相应的检查和治疗，切勿自行用药。此外，每年进行妇检是必不可少的。

很多女性白带异常时，以为是炎症，可以“一洗了之”，于是自行购买洁阴洗剂冲洗阴道，殊不知频繁使用洁阴洗剂，虽然有的病原体暂时被清除了，但正常的生态平衡也建立不起来。过度清洗也影响了生殖道的正常生理功能，从而使白带更多，甚至可引起外阴瘙痒，发生非特异性阴道炎。而有的女性则喜欢用卫生护垫来保持内裤的清洁，但经常用卫生护垫，不利于外阴透气，而潮湿的环境有利于细菌生长，所以不建议常用卫生护垫。

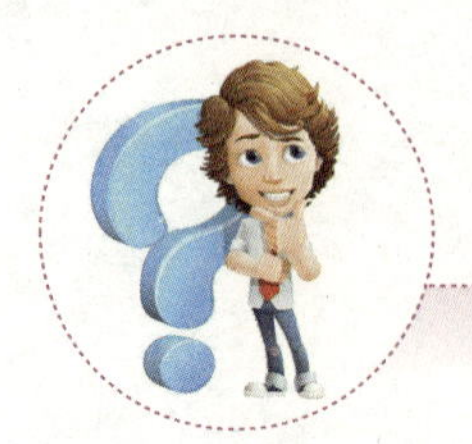

40. 为什么会发生痛经？

痛经，或称为经期疼痛，是最常见的妇科病，大约有 50% 的妇女都会发生痛经。疼痛的发生与月经来潮有一定的关联，这种疼痛发生在月经来潮的前几天（大多数出现在月经前的 1 ~ 2 天）至月经来潮的头几天（大多数是出现在经期的第 1 ~ 4 天），而且差不多每次月经来潮都会发作。除了腹痛，还伴随出现恶心、呕吐、腹泻、头胀头疼等，以致影响到工作和生活。

痛经在医学上又分为原发性痛经和继发性痛经两种。

（1）原发性痛经是指生殖器官无明显的器质性病变，而与月经来潮有一定关联的疼痛，也有学者称为功能性痛经。这种痛经常发生在月经初潮不久，持续多年而疼痛程度几乎差不多都没有改变或明显加重。多见于未婚或未怀孕的妇女，往往生育后痛经缓解或消失。

对于原发性痛经，通过系统的体检往往查不到导致痛经的器质性病变存在，在没有器质性病变存在的时候，往往是建议对症治疗，可以用芬必得等止痛药来控制症状，不必每次都忍受煎熬。

（2）继发性痛经是指因为生殖器官有器质性病变，例如，子宫内膜异位症、子宫腺肌症、子宫黏膜下肌瘤或盆腔黏连等。如果是由于子宫内膜异位症和子宫腺肌症引起的痛经，往往疼痛会随着每个月月经来潮而逐渐加剧。

继发性痛经，往往存在着一些体内脏器的病变，因此有必要通过到医院进行检查来了解是否有潜在的疾病存在，并进行积极的治疗。

痛经有些情况是没有办法预防的，但是有些情况是可以预防的。流产，对于子宫来说是创伤，也有不少人是在流产后开始出现痛经，因此应尽可能避免流产发生。另外，有许多临床患者是在经期受寒了以后开始出现痛经，因此经期避免寒冷刺激，注意防寒保暖，避免淋雨、下水，忌食生冷食品，或许也是一个预防痛经的方法。还有，经期注意情绪稳定，精神愉悦；膳食合理平衡；生活规律，劳逸结合，保证睡眠；适度参加运动锻炼，但忌干重活及剧烈运动，均有助于减少痛经发作，促进康复。

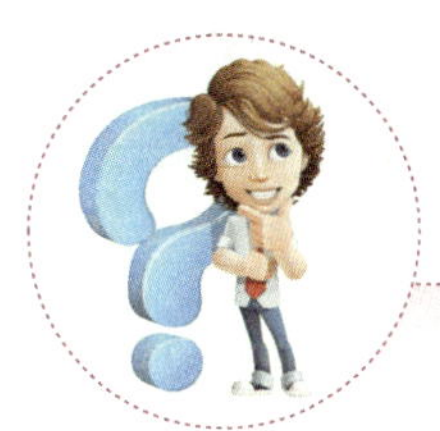

41. 怎样正确维护阴部卫生？

【小贴士】每天适当清洗外阴，注意经期卫生，注意性生活卫生，慎用阴道冲洗剂和抗生素。

（1）适当清洗外阴。如非必要，不要冲洗阴道，要维护女性生殖道的天然防线，不破坏阴道内的生态平衡，不让外界的病原体进入阴道。清洗时不要使用碱性大的肥皂或高锰酸钾等化学物质，以免改变阴道正常的酸性环境。

（2）注意经期卫生。正确使用消毒后的卫生纸、卫生巾；勤洗、勤换内裤，内裤洗后要放在日光下晒；睡前用温水洗外阴。

（3）大便或小便后用手纸由前向后擦拭干净，并最好养成用温水清洗或冲洗肛门的习惯。若不揩净，肛门口留有粪渍，污染了内裤，粪渍内含有的肠道细菌会趁机进入阴道，引起炎症。

（4）注意性生活卫生。在性伴侣患有生殖道炎症时，尽量避免性生活或使用避孕套隔离，以防被感染。

（5）不要盲目使用抗生素和激素。它们会导致体内菌群失调而患上霉菌性阴道炎。

（6）孕妇不能用任何阴道冲洗剂。因为母亲体内孕育胎儿，所以免疫力会下降，经常会发生霉菌性阴道炎。如果得了霉菌性阴道炎，要用专门为孕妇治疗霉菌性阴道炎的药。

（7）平时不要憋尿，养成多饮水、多排尿的习惯，尿流冲洗尿道有助于预防尿道炎。

（8）避免盆浴，尽量采用淋浴。在非必需的情况下，尽量不要进行阴道灌洗。

（9）如有外阴部不适，一定要及时就医。

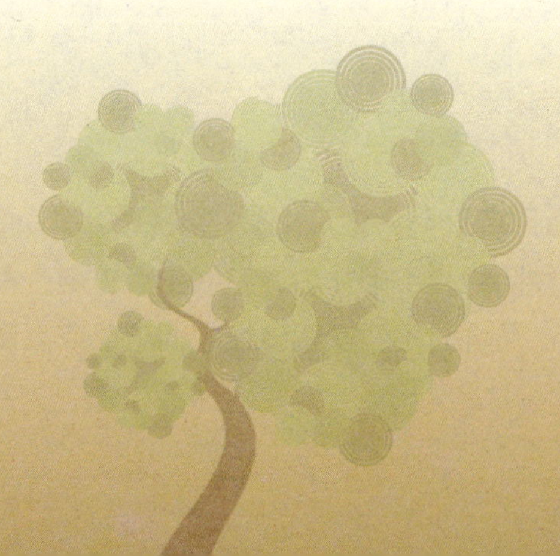

第五章

妊娠与哺乳健康

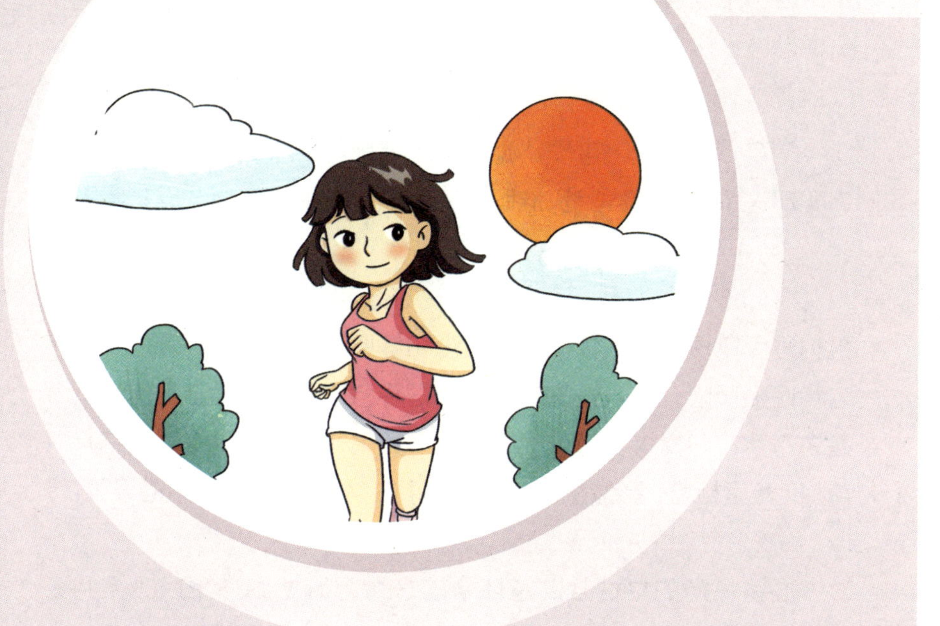

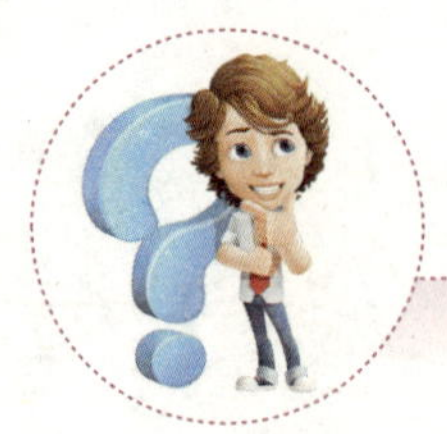

42. 妊娠前应做好哪些准备？

【小贴士】做好孕前优生健康检查，增补叶酸，养成良好的生活习惯。

孕育一个健康、可爱、聪明的宝宝是每个家庭的共同心愿，为实现这个愿望，准爸爸、准妈妈应该在怀孕前做好哪些准备呢？

（1）做好孕前优生健康检查

夫妇双方在准备怀孕前的3～6个月，请及时到定点服务机构接受免费的孕前优生健康检查和健康咨询等服务，评估生育力和妊娠风险，听从医生的建议和指导科学备孕。孕前优生检查是为备孕夫妇提供一系列优生保健服务，包括病史采集、体格检查、实验室检查、影像学检查、风险评估、健康教育、咨询指导等。

（2）免费增补叶酸

准备怀孕的女性从准备怀孕前3个月开始到怀孕后3个月内，可以到辖区内指定机构免费领取叶酸片，服用后可预防新生儿神经管缺陷。

（3）建立良好的生活方式和习惯

①合理营养、维持膳食平衡，不偏食、不挑食；注意蛋白质、维生素和微量元素的摄入；饮食清淡、少盐少油、粗细荤素搭配，

坚持每天喝奶，多吃大豆或豆制品，多吃蔬菜、水果，适当增加海产品的摄入；注意饮食卫生。

②建立和保持健康的生活习惯，戒烟戒酒，远离吸烟人群和毒品。

③养成良好的作息制度，保证充足的睡眠。

④避免环境污染暴露，避免接触对胎儿有害的污染物质：如铅、汞等重金属，甲醛、苯等有机化合物，一氧化碳、高浓度二氧化碳等有害气体，高温作业环境以及放射性核素等环境。

⑤远离宠物，避免弓形虫感染。

（4）女性生育的最佳年龄

女性最佳生育年龄为 23 ~ 30 周岁。这一时期生殖功能最为旺盛，卵子质量最高，受孕机会大；母亲孕期、分娩期和产后发生并发症的可能性相对较小；胎儿生长发育好，流产、早产以及出生缺陷的发生率相对低。这一时期女性软产道（也就是子宫下段、宫颈、阴道及外阴）伸展性好、子宫收缩力强、难产机会少，危险性相对较小。从社会心理角度看，此年龄段的女性思想上较为成熟，生活上具有一定经验，工作和经济上也有了一定的积累和基础，这于未来对孩子的培养教育而言都是十分有利的。

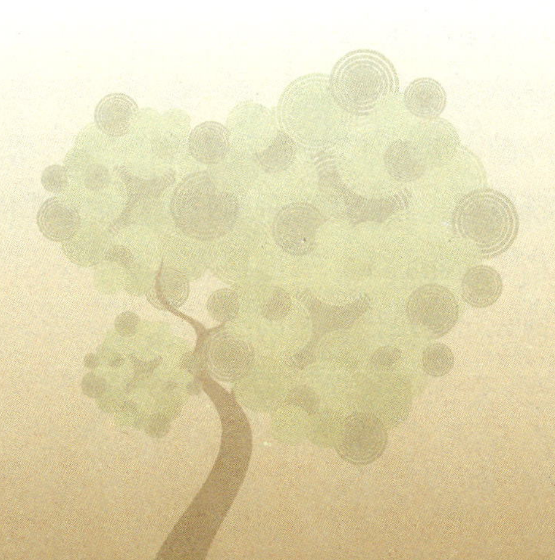

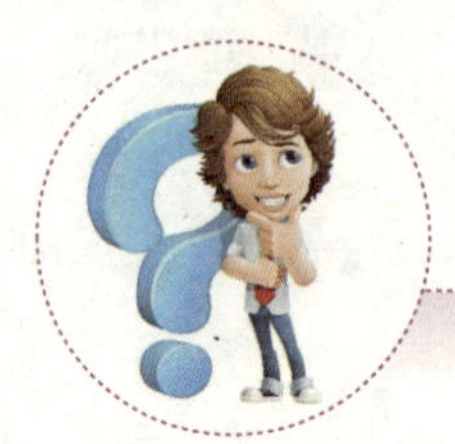

43. 孕妇的产前检查应该包括哪些内容？

【小贴士】孕期产前检查至少 5 次，筛查孕妇和胎儿潜在的疾病风险。

产前检查与健康教育、咨询指导同为孕期保健的重要内容，定期产前检查是保证孕产妇和胎婴儿健康的有效措施，对一些潜在的风险和疾病可以进行早保健、早发现、早诊断和早治疗。

（1）产前检查次数

孕期产前检查至少 5 次，孕早期（妊娠开始～妊娠 12+6 周）至少 1 次，孕中期（妊娠 13 ～ 27+6 周）至少 2 次，孕晚期（妊娠 28 周至临产）至少 2 次。如果妊娠期有异常应听从医生建议增加检查次数和检查内容。

（2）产前检查内容

①孕早期产前检查：确定妊娠和孕周，并建立母子健康手册，纳入孕产妇系统管理；包括信息采集并进行全身体格检查、妇科检查和产科检查（听胎心）、血液检查、尿常规、阴道分泌物、心电图、超声检查；确定核实孕周等。

②孕中期产前检查：

A．妊娠 16 ~ 20 周检查，主要是检查血压、宫高、腹围、胎心等基本检查项目；建议进行唐氏综合征筛查；

B. 妊娠 21 ~ 24 周检查，除胎心等基本检查项目，建议做胎儿系统超声检查，筛查结构畸形；建议高龄孕妇进行羊水穿刺，排除染色体异常；

C．妊娠 24 ~ 28 周检查，建议进行妊娠期糖尿病筛查。

③孕晚期产前检查：

A．妊娠 28 ~ 36 周检查：体重、血压、宫高、腹围、听胎心、血常规、尿常规、进行 1 次肝功能和肾功能复查；

B．妊娠 36 周检查（至少 1 次）：体重、血压、宫高、腹围、听胎心、血常规、尿常规。

除定期接受产前检查外，孕妇应积极参加健康教育讲座和活动，接受医生的咨询指导。

特别提醒：如果妊娠期有异常应听从医生建议增加检查次数和检查内容。

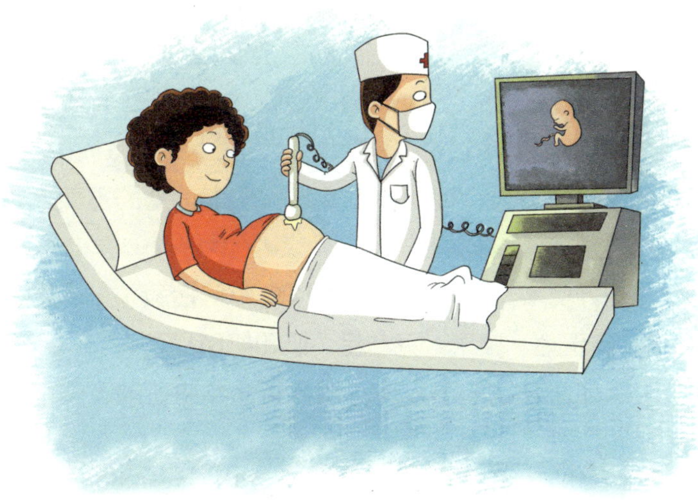

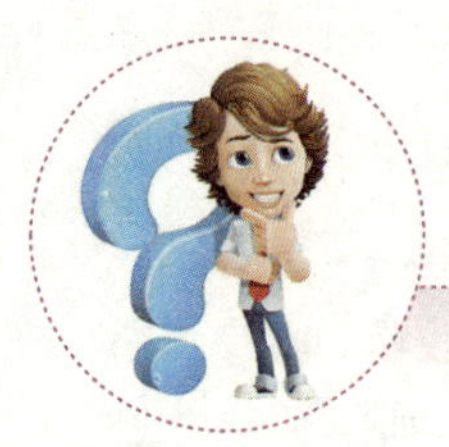

44. 孕妇的营养保健应该注意什么问题？

【小贴士】食物种类要丰富多样，根据不同孕期搭配不同的食物，做好孕期体重管理。

孕期是母亲和胎儿生命过程中对营养需求最为敏感的时期。孕妇一方面需要满足自身生理变化引起的营养需求增加，另一方面还要为胎儿提供生长发育所需要的营养。孕期营养过剩或不足不仅会对母亲的健康产生影响，导致母亲妊娠并发症的发生，如贫血、妊娠期高血压、妊娠期糖尿病等；还与胎婴儿的不良发育有关，如孕期叶酸缺乏导致的神经管畸形、巨大儿、低出生体重、胎儿生长发育受限等。另外，胎儿期的合理、均衡营养还有助于降低成年后代谢性疾病、心血管疾病等慢性病的发生和发展。

（1）孕期营养保健的指导原则

① 孕期保持适当合理的体重增长，摄取适量的营养食物，满足能量需要；

② 食物种类多样丰富：每天的饮食应包括蔬菜、水果、碳水化合物、肉蛋鱼、坚果、豆制品、奶和奶制品；

③ 限制部分食物的摄入量：如含有饱和脂肪酸食物、含盐

或含糖的食物、含酒精饮料；

④ 注意食品安全，安全准备和储存食物，避免食物中毒。

（2）妊娠各期营养膳食注意事项

① 孕早期妇女膳食：饮食清淡、适口、少食多餐，减轻妊娠反应；保证摄入足量富含碳水化合物的食物；多摄入富含叶酸的食物并补充叶酸；戒烟、禁酒。

② 孕中期、晚期妇女膳食：适当增加鱼、禽、蛋、瘦肉、海产品的摄入量；适当增加奶类的摄入；常吃含铁丰富的食物；适量身体活动，保持体重适宜增长；戒烟禁酒，少吃刺激性食物。

（3）孕期体重管理

体重是反映孕妇营养的重要标志，孕期体重增加往往是衡量母体营养及胎儿生长发育是否恰当的指标。妊娠期体重增长过多、过快会增加妊娠期高血压、糖尿病及巨大儿的风险，而后者也是导致难产的原因之一。

孕早期体重增加以 0.5 ~ 2 千克为宜，孕中晚期体重增长则根据不同的孕前体重指数（BMI）而定。

孕前不同体重指数孕期体重增长范围

孕前体重状态	BMI/(kg/m^2)	孕期总增重 /kg	孕中晚期增重速率 /(kg/ 周）
体重不足	＜ 18.5	12.5 ~ 18.0	0.51
正常体重	18.5 ~ 24.9	11.2 ~ 15.8	0.42
超重	25.0 ~ 29.9	6.8 ~ 11.2	0.28
肥胖	≥ 30	5.0 ~ 9.0	0.22

孕妇保持正常的体重增长，除注意饮食营养外，在产科医生进行运动指征评估后，可以做运动的孕妇每天应进行 30 分钟或

更长时间的中等强度运动，之后根据运动情况和体重增长情况调整运动频率、强度和时间。

45. 出现妊娠期糖尿病应该怎么办？

【小贴士】妊娠期糖尿病是妊娠期最常见的内科合并征，要根据医生建议合理治疗，减少对母婴健康的影响。

妊娠期间的糖尿病有两种情况，一种是妊娠前已经患有糖尿病，这时的妊娠叫作糖尿病合并妊娠；另一种为妊娠期才出现或发现糖尿病，叫作妊娠期糖尿病（GDM），占糖尿病孕妇的80%。妊娠期糖尿病是妊娠期最常见的内科合并征，但通过合理的方法，使孕妇的血糖得到有效控制，母亲和胎儿近远期结局也会有明显改善。

医学营养治疗（MNT）是治疗妊娠期糖尿病的重要方法，它的目的是使糖尿病孕妇的血糖控制在正常范围，保证母亲和胎儿的营养摄入合理，减少对母儿健康的影响。

MNT 的治疗原则包括以下几点：①控制总热量，建立合理的饮食结构；②均衡营养，合理控制碳水化合物、蛋白质和脂肪的比例；③少量多餐，强调睡前加餐，有利于控制血糖和预防夜间低血糖；④高纤维饮食，有利于控制血糖，减少或改善便秘；⑤饮食清淡，低脂少油，少糖少盐；⑥合理控制体重增长。

（1）具体做法如下

① 孕妇发生妊娠期糖尿病后要控制每天总能量的摄入，但也要避免能量限制过度，特别应保证一定的碳水化合物摄入。孕早期能量摄入与孕前持平，孕中晚期能量摄入在孕前基础上平均每天增加200千卡。碳水化合物的摄入占每天总能量的50%～60%，不低于150克；推荐蛋白质摄入占总能量的15%～20%；膳食中脂肪摄入占总能量的25%～30%。此外，推荐每天摄入25～30克膳食纤维，并且注意补充维生素和矿物质。

② 合理安排每天的餐次。少量多餐、定时定量进餐对血糖控制非常重要。早、中、晚餐的能量应分别控制在10%～15%、30%和30%，加餐点心或水果的能量控制在5%～10%，有助于预防餐前的过度饥饿感。营养治疗与胰岛素应用应当密切配合。

③ 根据食物交换份设计每天的饮食，此步骤谨遵医嘱。

（2）妊娠期糖尿病MNT治疗，有以下几个错误认识，大家要注意避免

① 控制糖尿病会使孕妇和胎儿的营养缺乏；

② 通过少吃或不吃达到控制血糖的目的；

③ 主食越少，糖尿病控制越好；

④ 咸味或者无糖食品不含糖，不需要控制；

⑤ 饮食控制已经非常严格了，吃点零食没有关系；

⑥ 多吃核桃、花生、松子可以给胎儿补脑；

⑦ 膳食纤维对控制血糖更有利，因此每天只吃粗粮、不吃

细粮；

⑧ 采用胰岛素治疗后，饮食不需要再控制；

⑨ 吃馒头比吃米饭血糖升得更高。

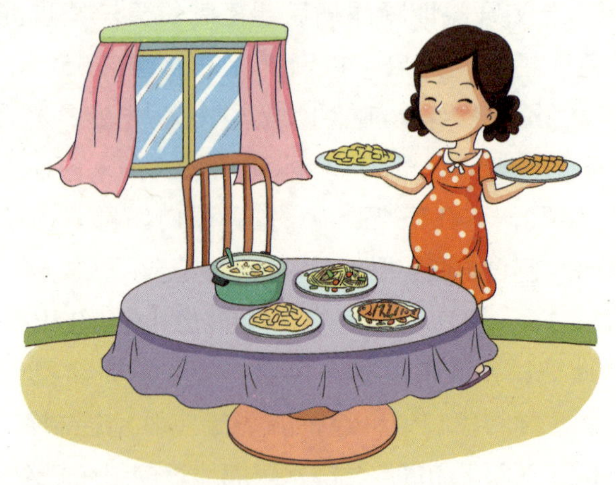

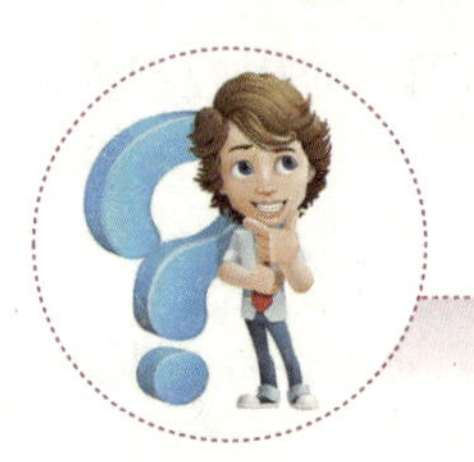

46. 发生妊娠期高血压应该怎么办？

【小贴士】发生妊娠期高血压要积极治疗和调整生活方式，必要时终止妊娠。

妊娠期高血压疾病是女性孕期特有和常见疾病，占全部妊娠的5%～10%，可分为5类，即妊娠期高血压、子痫前期、子痫、慢性高血压伴子痫前期、妊娠合并慢性高血压。多数病例表现为高血压、蛋白尿、水肿等症状，分娩后就随之消失。妊娠期高血压疾病严重影响母亲和胎婴儿健康：对母亲来说，可引起先兆子痫、胎盘早剥、早产和剖宫产，还可能会影响心、脑、肝、肾等全身器官；对胎儿而言可引起胎儿生长发育受限、药物致畸和胎儿肾衰竭等。

鉴于妊娠期高血压疾病对母婴健康的危害，一旦孕期发生妊娠期高血压疾病，应根据病情采取不同的措施，积极治疗和调整生活方式以争取母亲可以完全恢复健康，对胎儿的影响降到最小。

（1）妊娠期高血压：可住院治疗也可居家护理

① 保证充足的休息：患妊娠期高血压的孕妇要减轻工作强度，增加休息时间，保证夜间有8～10小时睡眠，白天也有2小时休息。睡眠时，孕妇应当取左侧卧位，减少对血管的压迫，改善子宫胎盘的血液供应。

② 饮食科学营养：孕妇应摄入充足的蛋白质、热量，还应该补充铁元素和钙元素，不限盐和液体，但对于全身水肿者应当适当限制盐的摄入。

③ 适当的药物治疗：精神紧张、焦虑和睡眠欠佳的孕妇可服用适量的镇静剂，以达到心绪平静，以免血压突然增高对自己和胎儿产生不良的影响。

④ 间断吸氧：可以增加血氧含量，改善全身主要脏器和胎盘的氧供。

⑤ 监护母亲和胎儿状况：注意是否有头晕、眼花等症状，每天测量体重、血压，每2日复查尿蛋白，定期检测血液、胎

儿发育状况和胎盘功能。

⑥ 如果居家护理不能有效控制病情，则要住院治疗。

（2）子痫前期：应住院治疗，防止子痫及并发症发生

① 心理：孕妇应保持心情愉悦，主动配合医生治疗，以达到最好的效果。

② 休息：同妊娠期高血压，病房应清洁、安静、光线适宜，保障睡眠质量。

③ 饮食：多吃新鲜蔬菜、水果，保证充足的蛋白质摄入，少吃含糖和胆固醇含量高的食物，低盐饮食。

④ 药物：遵医嘱使用镇静、解痉、降压等药物。

⑤ 检查：遵医嘱进行定时、定期检查，包括听胎心、测血压、尿常规等。

⑥ 终止妊娠：如果病情继续恶化，或者治疗效果不佳，在咨询医生的建议后，权衡利弊考虑是否终止妊娠。

（3）必须配合医生治疗

子痫是妊娠期高血压疾病最严重的阶段，是妊娠期高血压疾病导致母婴死亡的最主要原因，孕妇需要积极配合医生进行治疗处理。

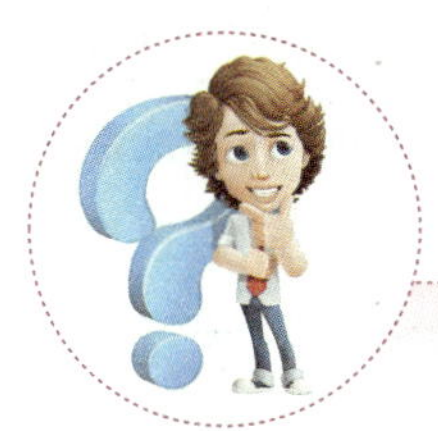

47. 自然分娩或剖宫产应该如何选择?

【小贴士】尽量选择自然分娩。

如果孕妇和宝宝没有异常情况，应尽量选择自然分娩，以最自然的方式迎接宝宝的到来。

自然分娩的好处有：①避免了手术风险，住院时间短；②创口小，产妇身体恢复快；③有利于进行母乳喂养；④有助于促进新生儿呼吸系统、神经系统和免疫系统的发育和成熟。

剖宫产是解决难产和某些产科合并征，挽救产妇和围产儿生命的有效手段。

产妇和胎儿出现以下情况时应根据医生建议选择剖宫产：①头盆不称、骨产道或软产道异常；②胎儿或胎位异常、脐带脱垂、胎儿窘迫；③剖宫产史；④妊娠并发症（如子痫前期重度、子痫、前置胎盘、胎盘早剥等）；⑤妊娠合并征（如某些子宫肌瘤、卵巢肿瘤，某些内外科疾病如心脏病、糖尿病、肾病等）；⑥某些传染病（如妊娠合并尖锐湿疣或淋病等）；⑦“珍贵”儿（如产妇年龄较大、多年不孕、多次妊娠失败、胎儿宝贵等，但这是剖宫产相对指征）。

与自然分娩相比较，剖宫产产妇术中出血、术后血栓形成率、再次妊娠发生前置胎盘和子宫破裂的概率较高；同时剖宫产新生儿并发呼吸系统功能异常及发生弱视的概率也高于自然分娩新生儿，其抵抗力远低于自然分娩新生儿。无医学指征剖宫产不但不能降低围生儿的死亡率，反而增加了剖宫产术后病率及孕产妇死亡率，因此不主张无医学指征行剖宫产手术。

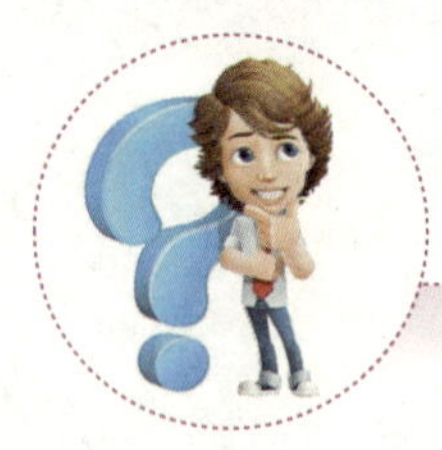

48. 高龄妊娠将会存在哪些风险?

高龄孕妇由于生理因素，妊娠不仅会给自身带来风险，对宝宝也会有一定危害。

（1）孕产妇存在的风险

① 高龄产妇流产风险增大。年龄超过 35 岁的孕妇发生早期流产的概率是适龄生育者的 2 ~ 3 倍；女性到 35 岁时，怀孕失败概率可达 20%；42 岁时，达到 50%以上；流产概率在 45 岁时，更是高达 74.7%。这是由于随着女性年龄的增长，卵子的质量下降，若再加上慢性疾病的积累，胎儿发生染色体异常的概率就比最佳生育年龄者高，而这也是早期流产的主要原因。

② 高龄产妇难产风险增大。女性随着年龄的增长，产道和会阴、盆骨的关节会变硬，不易扩张，子宫的收缩力和阴道的伸

张力也较差。有的高龄产妇分娩的时候宫口开得慢，甚至开不了，以至于分娩时间延长，容易发生大出血和难产。也正因如此，高龄产妇的剖宫产、助产等比例比一般产妇要高。

③ 高龄产妇发生妊娠并发症的概率增加。孕妇年龄越大，发生妊娠期高血压、妊娠期糖尿病等的概率就越高。一旦出现这些并发症，孕妇可能有水肿、头晕等不适，严重的不仅影响胎儿的正常发育，更会给孕妇带来生命危险。

④ 高龄妊娠的女性发生某些癌症概率较大。研究表明，35 岁以上初次生育的女性，乳腺癌的发生率比 30 岁以前首次生育者大大增加，首次生育年龄越大，乳腺癌的发生率就越高。

⑤ 高龄妊娠的女性心理问题频发，出现焦虑、抑郁的比例明显高于 35 岁以下的产妇。

（2）胎儿存在的风险

① 高龄产妇分娩畸形儿概率相对较高。主要原因是分娩时间越迟，卵子受环境和污染的影响越多，卵细胞质量也随之下降，容易发生卵子染色体异常，从而生下畸形儿。这是超过 35 岁生产的女性所面对的最大风险。先天愚型胎儿的发生率，会随着孕妇年龄的增加而成倍增加。

② 伴随高龄妊娠难产风险的增加，极容易发生胎儿滞留宫内引起胎儿窘迫。胎儿窘迫轻者引起胎儿心脑缺血缺氧，严重者导致不可逆性脑损伤甚至窒息死亡。

③ 高龄妊娠发生早产、死胎、死产、低出生体重或其他异常的比例也较适龄妊娠高。

综上所述，在具备了怀孕生子的条件时，女性应当尽量在最佳生育年龄段怀孕分娩，从而避免或减少高龄妊娠所带来的各种风险。

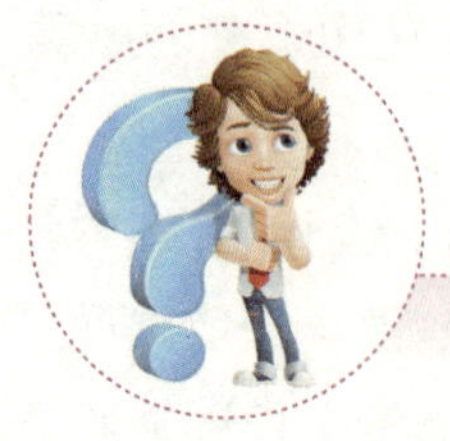

49. 为何提倡母乳喂养？

【小贴士】母乳营养全面并含有多种免疫物质，是宝宝最好的食物。

母乳是宝宝最好的食物，世界卫生组织建议应纯母乳喂养至6个月，然后添加辅食，继续母乳喂养至少12个月，最好母乳喂养至2岁。

母乳喂养对母亲和婴儿会有以下好处：

（1）母乳营养全面、充足、容易消化吸收；

（2）母乳含有多种免疫物质，有助于预防宝宝生病和发生过敏；

（3）母乳喂养可促进宝宝神经系统发育，使宝宝更聪明；

（4）母乳喂养可减少宝宝出生后1～2年生长迟缓或肥胖，有利于预防成年慢性病的发生；

（5）母乳喂养有助于增进母子感情，帮助妈妈和宝宝建立亲密关系，使妈妈更自信，使宝宝更有安全感，促进宝宝心理和社会适应性的发育；

（6）母乳喂养可促进子宫收缩，有助于妈妈产后恢复、尽快恢复体形；同时可降低母亲发生乳腺癌、卵巢癌的风险。

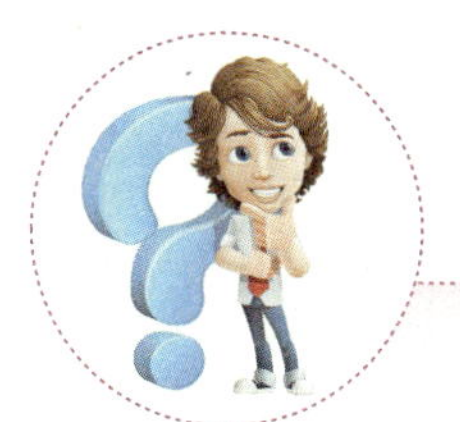

50. 如何正确地哺乳？

【小贴士】宝宝出生后 1 小时内开始哺乳，按需哺乳。

生孩子前，孕妇最好提前做好哺乳的准备。了解母乳喂养的好处及喂养方法，学习母乳喂养的知识，为分娩和哺乳做好准备。及早进行乳房检查，发现乳头内陷或平坦时及早纠正，可经常按摩、向外牵拉乳头。

母乳喂养要注意以下几点：

（1）宝宝出生后应尽早进行皮肤接触和吸吮，1 小时内开始喂母乳。

（2）哺乳时的正确喂奶姿势是“三贴”：胸贴胸、腹贴腹、下颌贴乳房，使宝宝的头和身体保持一条直线，身体贴近母亲，头和颈部得到支撑，鼻尖对着乳头；母亲用手托起乳房（把拇指放在乳房上方或下方，托起整个乳房喂哺），用乳头轻触宝宝嘴唇，直到宝宝嘴张大后将乳头和大部分乳晕放到口中。

（3）按需哺乳，每天母乳喂养不少于 8 次。

（4）每次哺乳时应吸空一侧乳房，再吸另一侧，下次哺乳从未吸空的一侧乳房开始，使宝宝能吃到前奶和后奶。

（5）喂奶后，将宝宝竖抱拍嗝。

（6）一般情况下，母乳喂养的婴儿，在 6 个月内不必增加任何食物和饮料，包括水。

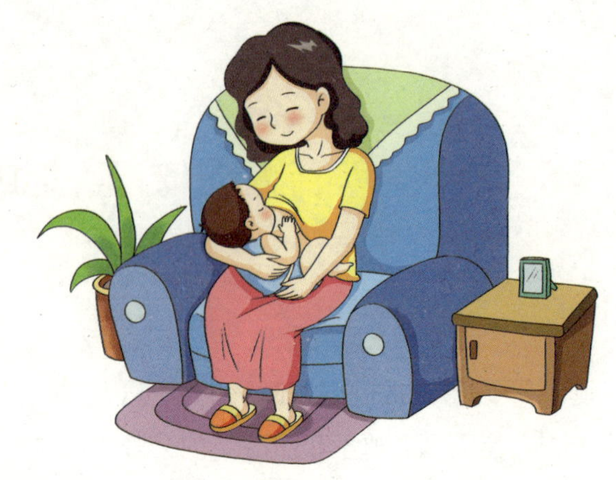

51. 如何预防乳腺炎？

【小贴士】预防乳腺炎的关键是防止乳头皲裂和乳汁淤积，注意乳头清洁，每次尽量吸空。

乳腺炎是哺乳期女性的常见病，此期间发生乳腺炎对母亲和宝宝都有一定影响，因此在哺乳期预防乳腺炎的发生具有重要的意义。乳腺炎主要是由于乳头皲裂、乳汁淤积和细菌感染引起的。预防乳腺炎的关键是防止乳头皲裂和乳腺管阻塞。产前产后养护好乳房、乳头，产后掌握正确哺乳技能是预防哺乳期间乳腺炎的有效保证。

（1）妊娠后期，每天要用温水擦洗乳头、乳晕，以增强乳房皮肤的抗感染能力。乳头如有内陷，在擦洗后轻轻往外拉。

（2）产后尽早哺乳，养成定期哺乳的习惯。不要让宝宝养成含乳头睡觉的习惯，喂奶前将乳头洗净，这样做可防止乳头破裂；如果一旦发现乳头有裂伤或疼痛，就应暂停哺乳，可擦些50%的鱼肝油铋或复方安息香酊。

（3）喂乳时，让宝宝含住乳头及大部分乳晕。

（4）注意乳头清洁，哺乳后应用温开水清洗乳头，用细软的布衬在乳头衣服之间，避免擦伤。

（5）每次哺乳尽量将乳汁吸空，如果一次吸不完，可用吸奶器吸出，或用手轻轻挤压按摩，使乳汁排空。

（6）少吃刺激食物，如葱、姜、蒜等。

（7）养成自我按摩乳房的习惯。方法：一手用热毛巾托住乳房，另一手放在乳房的上侧，以顺时针方向转向按摩。如果乳房感到胀痛，或者乳房上有肿块时，手法可以重一些。在自我按摩的同时，可稍用力挤压乳房，把乳汁从乳头挤出，反复几次后，乳腺管就通畅了。一般每天按摩1次，每次15～20分钟。

（8）一旦得了乳腺炎，要及早到医院诊治。在治疗的同时，患乳腺炎的一侧乳房应停止哺乳。患侧继续哺乳会使病情加重，而且乳汁内会有细菌，婴儿吃了会腹泻。可以使用吸奶器吸尽乳汁。平时用乳罩将乳房托起，但不可过紧，以便让血液循环畅通。早期还可应用冷敷，促使炎症消退。

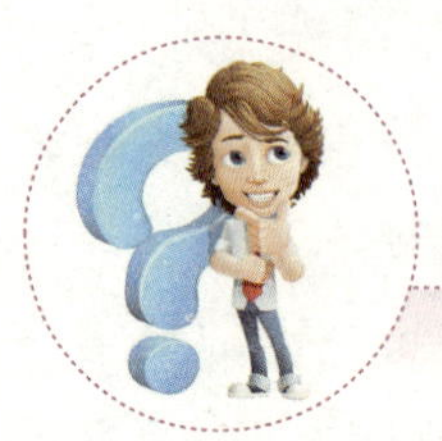

52. 哺乳期如何合理使用药物？

正在给孩子喂奶的妈妈在哺乳期用药时要注意，因为某些药物会通过母亲的乳汁进入婴儿的体内，影响婴儿组织器官包括骨骼的正常发育。所以哺乳期女性用药特别谨慎，须在医生的指导下，采取合理用药原则，否则会对宝宝的身体造成损害。

（1）不可自己随意乱服药。哺乳期妇女一定要慎重使用药物。需要用药时，应向医生说明自己正在喂奶，不可自己随意乱服药。

（2）不应随意中断哺乳。除少数药物在哺乳期禁用外，其他药物在乳汁中的排泄量，很少超过哺乳期女性用药的 1% ~ 2%，这个剂量不会损害宝宝的身体健康。对于服用安全的药，不应该中断哺乳。药物使用剂量较大或使用时间较长时，最好能监测宝宝血药浓度，调整用药和哺乳的间隔时间。

（3）服药后调整哺乳时间。为了减少宝宝吸收药量，哺乳期妇女可在哺乳后马上服药，并尽可能推迟下次哺乳时间，至少要隔 4 小时，使乳汁中的药物浓度达到最低。

（4）不宜服用避孕药。避孕药中含有睾酮、黄体酮等进入哺乳期女性体内，会抑制泌乳素生成，使乳汁分泌量下降。而且，避孕药中的有效成分会随着乳汁进入宝宝体内，使男婴乳房变大及女婴阴道上皮增生。因此，哺乳的女性不宜采用药物避孕的方法。

（5）不可滥用中药。有些中药进入乳汁中，使乳汁变黄，或有回奶作用，如大黄、炒麦芽、逍遥散、薄荷等。

如果因为妈妈的疾病原因急需使用时，也应先断奶后用药，以免对乳儿造成损害。另外，对抑制乳汁分泌的中西药也应慎用，以免影响哺乳。孕妇、哺乳期妇女哪些药能用、哪些药不能用请详细阅读药品说明书，或咨询医师、药师。

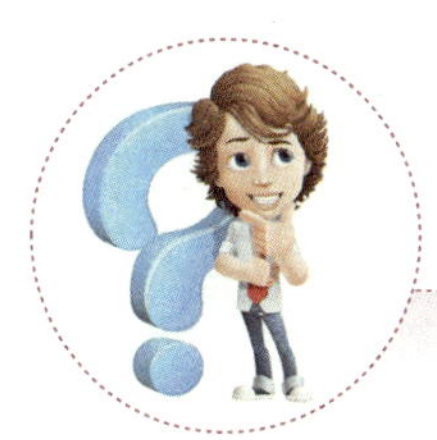

53. 如何做好胎教？

【小贴士】每次有胎动后即可进行胎教，有抚摩、音乐、语言等多种方法。

有胎动后就可以开始胎教。据研究，经过胎教的幼儿对音乐敏感、音感准确，不爱哭闹，听到声音或爸爸妈妈的脚步声、说话声很容易安静下来，若在睡前播放以前听过的音乐，也能很快入睡，能较早地理解语言，运动与感觉系统发育较早，动作协调性好。

常用的胎教法有：

（1）音乐胎教法：准妈妈从怀孕 26 周开始让胎儿听胎教

音乐，每次不超过 20 分钟，每天 1 ~ 2 次；孕 32 周后反复播放一首固定的乐曲，可为出生后的孩子培养音乐爱好，并为开发孩子的想象力打下基础。

（2）抚摩胎教法：孕妇每晚睡觉前先排空膀胱，平卧床上，放松腹部，用双手由上至下，从右向左，轻轻地抚摩胎儿，就像在抚摩出生后的婴儿那样，每次持续 5 ~ 10 分钟，等待胎儿的反应，逐渐与胎儿建立起“游戏”关系。抚摩胎教法不但能训练胎儿的反应，促进大脑功能的协调发育，还能增进感情。要注意手活动要轻柔，切忌粗暴。

（3）拍打胎教法：怀孕 24 周以后，可以在孕妇腹部明显地触摸到胎儿的头、背和肢体。此时，妈妈每晚平卧床上，放松腹部，轻轻触压、拍打腹中宝宝，使宝宝在子宫内“散步”、做“体操”。这样反复的锻炼，可以使胎儿建立起有效的条件反射，并增强肢体肌肉的力量。经过锻炼的胎儿出生后肢体的肌肉强健，抬头、翻身、坐、爬、行走等动作都比较早。但要记住，一旦胎儿出现踢蹬不安时，便应立即停止刺激，并轻轻抚摩，以免发生意外。

（4）光照胎教法：从怀孕 24 周开始，每天定时在胎儿觉醒时用手电筒（弱光）作为光源，照射孕妇腹壁胎头方向，每次 5 分钟左右，结束前可以连续关闭、开启手电筒数次，以利胎儿的视觉健康发育。但切忌强光照射，同时照射时间也不能过长。

（5）语言胎教法：孕 20 周，胎儿的听觉功能已经完全建立。准爸爸和准妈妈经常与胎儿对话，能促进宝宝出生以后在语言、智力以及情感方面的良好发育。

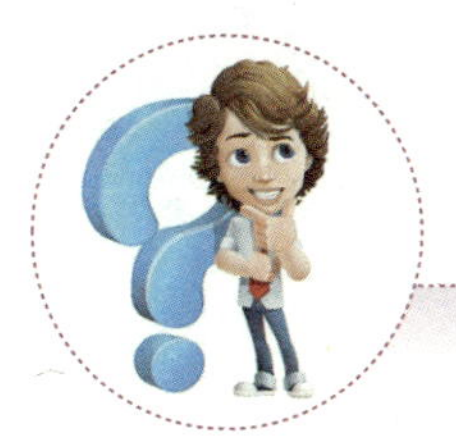

54. 预防出生缺陷，准妈妈应该做些什么？

【小贴士】接受孕前优生健康检查和孕前咨询指导，建立和坚持健康生活方式和习惯，定期接受产前检查。

出生缺陷也叫先天异常、先天畸形。出生缺陷包含两个方面：①婴儿出生前，在妈妈肚子里发育紊乱引起的形态、结构、功能、代谢、精神、行为等方面的异常。形态结构异常表现为先天畸形，如无脑儿、脊柱裂、兔唇、四肢异常等；生理功能和代谢缺陷常常导致先天性智力低下以及聋哑、致盲等异常。②婴儿出生后表现为肉眼可看见或者辅助技术诊断的器质性、功能性的异常，如先天性心脏病、白血病、青光眼等。但不包括出生时损伤造成的异常。

预防出生缺陷的发生，做好孕前检查和孕期保健非常重要。

（1）孕前要做好充分准备。孕前妇女要选择最佳的生育年龄、预防感染、戒烟戒酒、避免接触放射线和有毒有害物质、避免接触高温环境等，并根据需要增补叶酸、注射疫苗等。禁止近亲婚育。

（2）接受孕前优生健康检查。婚前及孕前检查是预防新生儿出生缺陷的重要措施，也是最有力保障。通过婚前及孕前检查，可以对一些遗传性疾病、男女双方体内携带的隐形致畸因子做出早期诊断，给予及时治疗。

（3）接受孕前咨询指导和健康教育。

（4）建立和坚持健康生活方式和习惯。

（5）定期接受产前检查。孕期检查是发现与诊断出生缺陷的重要时期。目前 90% 左右的出生缺陷都能够在产前检查中诊断出来，主要取决于产前诊断的时间和方法。所以各位准妈妈，一定要按时、规律地进行孕期检查，这样才能早期发现疾病，及时进行干预。

（6）孕期保持愉快心情。

（7）孕前合理用药。

有关详细内容，可以参见前面相关问题的解答。

第六章

常见疾病的预防

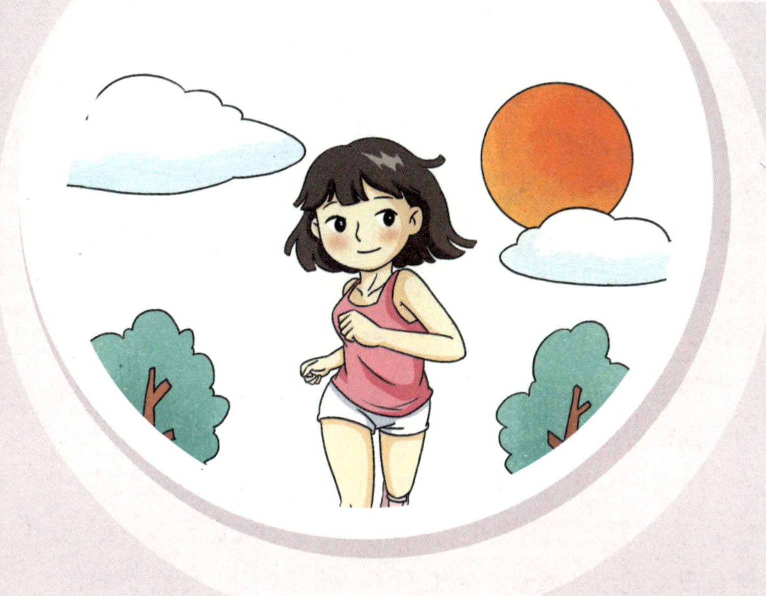

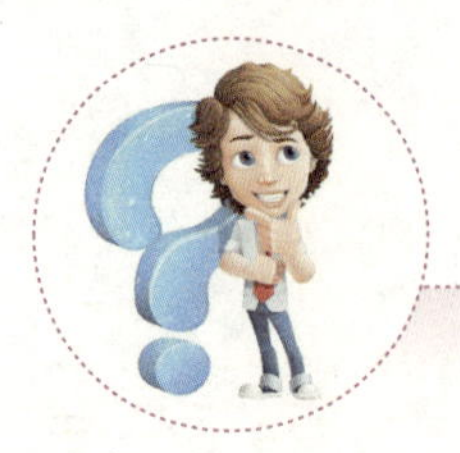

55. 禽流感可怕吗？

【小贴士】禽流感不可怕，增强自身的免疫力和避免直接接触可预防。

禽流感是禽流行性感冒的简称，它是由甲型流感病毒的一种亚型（也称 H7N9 禽流感病毒）引起的一种急性传染病，也能感染人类，被国际兽疫局定为甲类传染病，又称真性鸡瘟或欧洲鸡瘟。人感染后的症状主要表现为高热、咳嗽、流涕、肌痛等，多数伴有严重的肺炎，严重者心、肾等多种脏器衰竭导致死亡，病死率很高，通常人感染禽流感死亡率约为 33%。禽流感可通过消化道、呼吸道、皮肤损伤和眼结膜等多种途径传播，区域间的人员和车辆往来是传播本病的重要途径。

禽流感不可怕，增强自身的免疫力和避免直接接触可预防。

（1）饮食保健。①主食类可以用五谷饭取代白米饭，因为全谷类含有丰富的维生素 B、维生素 C、维生素 E，这些抗氧化剂能增强免疫力，并增强免疫细胞的功能。②蔬菜类每日最少食用 3 盘，并尽量选择新鲜的深色蔬菜，如甜椒、番茄、胡萝卜以及绿花椰菜、芥蓝菜等十字花科蔬菜，其中所含的番茄红素、胡萝卜素、维生素 C 等天然抗氧化剂，能对抗自由基的破坏。菇类能增强免疫力，预防及对抗癌症，而且所含的丰富维生素 B，还能舒缓压力。③水果富含抗氧化作用的维生素，以及帮助肠道有益菌生长的糖，都有增强身体免疫力的功能。

（2）勤洗手、室内勤通风换气、坚持锻炼、保持良好体质有利于预防流感等呼吸道传染病。出现打喷嚏、咳嗽等呼吸道感染症状时，要用纸巾、手帕掩盖口鼻，预防感染他人。

（3）特别注意尽量避免直接接触病死禽、畜。

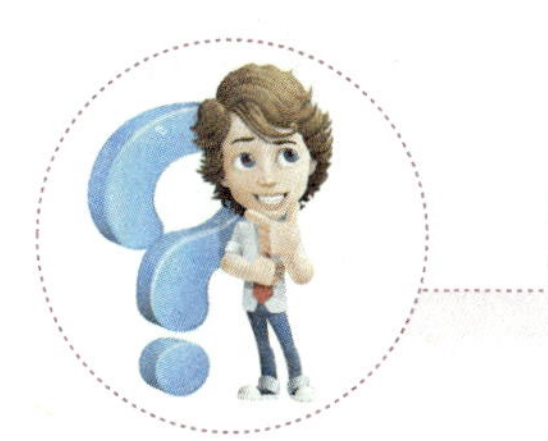

56. 如何预防和护理常见的腹泻？

【小贴士】养成良好的生活习惯，注意饮食卫生以及合理营养。

腹泻一般是指每天大便次数增加或排便次数频繁，粪便稀薄或含有黏液脓血，或者含有不消化的食物及其他病理性内容物。正常人每天排便 1 次，排出粪便的量为 200 ～ 400 克。也有少数人每天虽排便 2 ～ 3 次，但粪便性状正常，则不能称为腹泻。

一般将腹泻分为急性腹泻与慢性腹泻两类，前者是指腹泻呈急性发病，历时短暂，一般 2 ～ 3 天，最多 1 周内可自行止泻；而后者一般是指腹泻超过 2 个月者。

腹泻是临床上常见的症状，可由多种疾病引起，在未明确病因之前，要慎重使用止痛药及止泻药，以免掩盖症状造成误诊，延误病情。腹泻的病因治疗和对症治疗都很重要。

急性腹泻一般是吃了不洁食物、生冷食物或夏天吹空调受凉等而引起。预防急性腹泻的最好方法就是养成良好的生活习惯，注意饮食卫生以及合理营养。

对于腹泻病人的饮食护理主要注意以下方面：

（1）急性期禁食：急性腹泻期需暂时禁食，使肠道完全休息。必要时由静脉输液，以防失水过多而脱水。不需禁食者，发病初宜给清淡流质饮食，如蛋白水、果汁、米汤、薄面汤等，以咸为主。早期禁牛奶、蔗糖等易产气的流质饮食。有些患者对牛奶不适应，服牛奶后常加重腹泻。

（2）根据病情调整饮食：排便次数减少，症状缓解后改为低脂流质饮食，或低脂少渣、细软易消化的半流质饮食，如大米粥、藕粉、烂面条、面片、馒头、烂米饭、瘦肉泥等。少量多餐，以利于消化。仍应适当限制含粗纤维多的蔬菜水果等，以后逐渐过渡到普食。

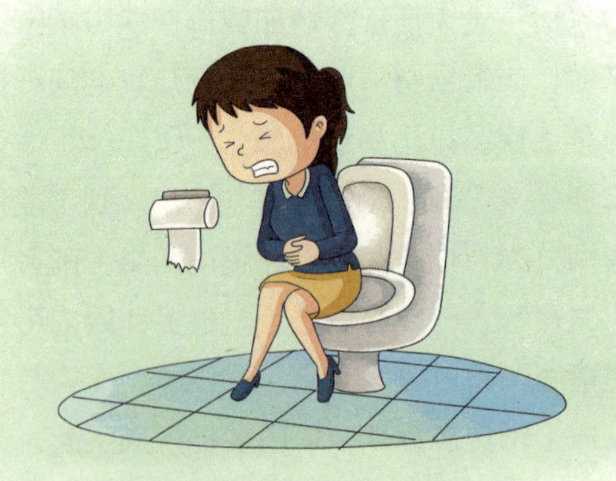

（3）补充维生素：注意复合维生素 B 和维生素 C 补充，如鲜橘汁、果汁、番茄汁、菜汤等。

（4）饮食禁忌：禁酒，忌肥肉，少吃坚硬及含粗纤维多的蔬菜、生冷瓜果、油脂多的点心及冷饮等。

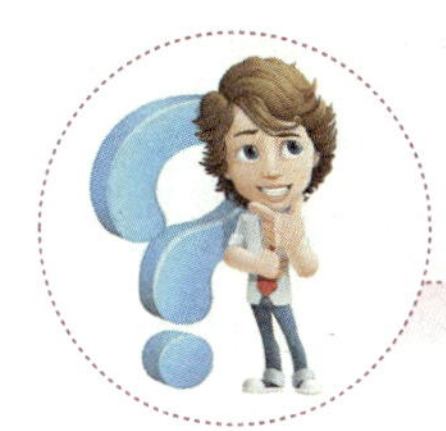

57. 如何预防发病量猛增的慢性病？

【小贴士】“管住嘴、迈开腿，不吸烟、少喝酒”是预防慢性病的重要措施。

慢性病（即慢性非传染性疾病），是指从发现之日起算超过 3 个月的非传染性疾病。主要包括：①心脑血管疾病：常见有高血压、血脂异常、冠心病、脑卒中等。②营养代谢性疾病：常见有肥胖、糖尿病、痛风、缺铁性贫血、骨质疏松等。③恶性肿瘤（癌）：主要为胃癌、肺癌、肝癌、食管癌等。④精神类疾病：精神、心理障碍，过劳症；强迫、焦虑；抑郁症；更年期综合征等。⑤呼吸系统疾病：如慢性阻塞性肺疾病、慢性气管炎和肺气肿等。⑥口腔疾病：龋齿、牙周病等。⑦慢性职业病：如矽肺、化学中毒等。⑧其他。

慢性病的发生是多因素长期影响的结果，病因复杂，发病与多个行为因素有关，主要包括职业和环境因素、不良生活与行为方式暴露等。由于慢性病潜伏期较长，没有明确的得病时间，所以在发病初期患者没有自觉症状而不能及时治疗。同时又由于慢性病病程长，很难彻底治愈，而且随着疾病的发展，表现为功能进行性受损或失能，因而对患者身心健康和生活质量影响严重。

慢性病的发生与吸烟、酗酒、不合理膳食、钠摄入过多、钾摄入过低、精神紧张、过久的静坐、缺乏体力活动等有密切关系。慢性病在我国造成的死亡人数已占总死亡人数的 85% 以上，如能控制主要危险因素，80% 心脏病、中风和 II 型糖尿病能够预防，40% 以上的癌症也可以预防。

合理饮食、适当运动、戒烟限酒、心理平衡是世界卫生组织推荐的健康四大基石，也是健康生活的方式，它能减少至少70%的人过早死亡。实施健康的生活方式，“管住嘴、迈开腿，不吸烟、少喝酒”才能远离疾病，保护自我健康。

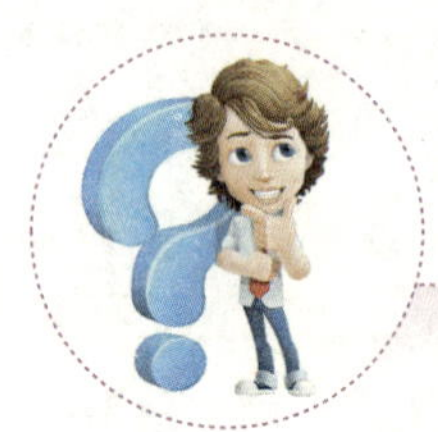

58. 你是否需要控制体重?

【小贴士】肥胖可引起多种疾病，如果超重必须控制体重。

通常我们所指的肥胖主要是由于进食时摄入的能量超过了人体的消耗量，人体把多余的物质转化为脂肪储存在各组织及皮下而发生的。还有一类是继发性肥胖，它伴随着某些疾病而发生，较为少见。

肥胖不仅影响体形美观，而且使行动不便。肥胖本身就是一种疾病，同时还能够引发心脑血管疾病、糖尿病、关节炎等病症，甚至增加乳腺癌、直肠癌、前列腺癌、胰腺癌和生殖能力下降等疾病的风险。由于肥胖症患者出现了明显低龄化的趋势，这意味着因肥胖症而引起的各种并发症发生年龄也将逐渐提前，这将会给个人、家庭和社会带来极大的困扰和负担。

通常可以根据体质指数和腰围两个指标来了解自己体重是否正常，是否需要控制体重。

（1）体质指数（BMI指数），是用体重（千克）除以身高（米）的平方。中国成年人体质指数的正常范围是18.5～23.9。体质指数小于18.5，则体重过低；体质指数在24～27.9为超重；体质指数等于或大于28，则是肥胖。

（2）腰围：是用以评价是否为中心型肥胖（或腹型肥胖）的指标。中国成年女性腰围≥80厘米为肥胖，男性则是腰围≥85厘米为肥胖。用一根没有弹性的皮尺放在腰部自然最窄部位，测量时皮尺要紧紧贴在皮肤上，但是不能勒着皮肤。

在判断“胖还是不胖”的问题上，把体质指数和腰围相结合，非常适合目前占多数的中老年腹型肥胖人群。

预防肥胖的发生，在饮食上可以采取哪些措施呢？

（1）充分咀嚼后再吃。细细品尝，每一口咀嚼30次以上，咀嚼得愈久，饭后的能量消耗就越高。

（2）花点时间慢慢吃。用餐时间若没有超过20分钟，脑部不会发出饱足信号，所以要悠闲地进食。

（3）吃饭时把电视关掉。“边吃饭边做事”是饮食过量的原因之一，用餐时间要专心吃饭，不妨和家人以及朋友好好地聊聊天。

（4）饭后要立刻转换心情。用餐完毕后，要立刻收拾餐具，别让食物一直摆在眼前，这点很重要。

（5）一天三餐，规律地进食。规律的饮食生活，能减少体脂肪，避免拉长两餐间的时间以及在深夜进食。

（6）不要陪别人吃饭。若是家人的用餐时间各有不同，在一旁陪着他们，很容易便会多吃好几餐，请拿出你的意志力来！

（7）限定吃饭的场所。限定好“只在客厅用餐和吃点心”，如此一来，平时在无意间所吃的零食便会减少许多。

（8）留下剩饭。处理剩菜是主妇发福的元凶，特别是外出用餐，菜量很多时，要记住拿出勇气，留下剩菜。为了节约，将剩菜往肚子里塞，是最坏的情况。

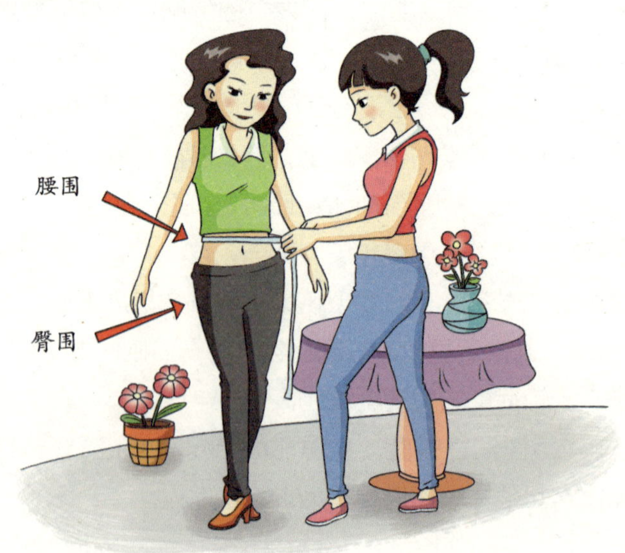

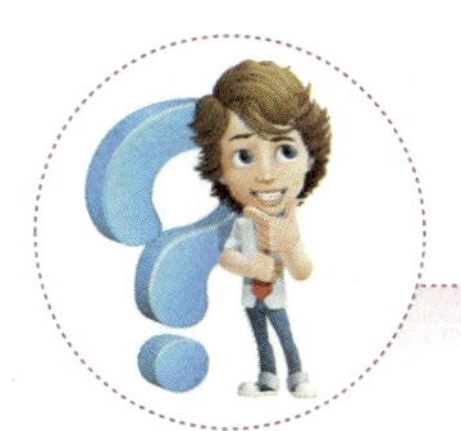

59. 如何有效减肥？

【小贴士】药物减肥和节食减肥均不可取，只有“管住嘴，迈开腿”，合理饮食，加强运动，就能够远离肥胖。

产生肥胖的原因主要有两点：一是吃得越来越多、越来越好。尽管人们常开玩笑说：“我喝凉水也长肉”，其实不然。肥胖与饮食习惯密切相关，肥胖的人往往多食、贪食，喜欢吃甜食、油腻食物，此外好吃零食、食后喜静卧的人也容易发生肥胖。二是运动量在逐渐减少。随着生活、工作条件的改善，人们从繁重的体力劳动中解脱出来，以车代步，越来越长时间地坐在电视机和电脑前，能量消耗减少了。

那么如何选择一种健康、有效的减肥方法呢？

（1）药物减肥，顾名思义就是通过使用具有减肥作用的药物来减少人体的脂肪、体重。常用的减肥药物有：抑制食欲的药物；增加水排出量的药物；增加胃肠蠕动、加速排泄的药物；增加热量消耗的药物。这些减肥药物，既有西药，也有中药。

但减肥需要健康。减肥药物虽然可能疗效显著，但大部分药物都有一定的副作用。而且，药物并不能改变造成肥胖的行为如不良饮食习惯、缺乏运动锻炼、不规律作息习惯等，因此在是否需要药物减肥时，应权衡利弊。

① 除非你真的肥胖，否则就不要过分节食，更不要靠吃药来减肥。

② 严格掌握适应征，在专科医生的指导下进行治疗。只有中重度肥胖，即超重 30% 以上者，才建议在饮食和运动治疗的同时服用减肥药治疗。肥胖患者，经过严格的饮食控制和运动治疗，开始有效。但由于种种原因，病人无法坚持下去，反而造成体重反弹。建议服用一些药物配合治疗。某些患有消化性溃疡的肥胖者，饮食治疗控制有困难，可加用一些药物。

③ 注意用药时机、用药持续时间、联合用药。

（2）节食减肥。很多人都认为吃少点就能减肥了，但事实不是这样。过度减少能量摄入，身体脂肪更难减。极端地减少食量，每天只吃能量很低的食物，这种节食方法会令体内肌肉量大幅减少，导致代谢随之减慢，身体脂肪依然减不下来。

如果遵循饮食减肥三原则，则吃饱也能瘦。这三项原则为：

① 一日三餐，一顿都不能少。要记住，“控制热量的摄入”并不等于是“不吃东西”。“热量摄入＜热量消耗”，这是减肥的一个基本原则，但如果为了减少热量的摄入，而减少其中一顿正餐，就算体重减下来了，也十分容易反弹。

② 饮食要重“质”而不是重“量”。如极端地减少碳水化合物的摄入，甚至不吃主食，或者只吃某一种食物的单一饮食减肥法，这些虽说能减少食量，但却不能保证饮食的质量。所谓饮食的“质量”，指的就是是否均衡，其中三大营养素之间的比例应为：蛋白质（肉类、蛋类）15%、脂质（油类）25%、碳水化合物（主食类）60%，这样的饮食生活最能让你保持“长不胖”

的体质。另外，如果平常活动量大，那么蛋白质的比例就要稍微加大一点了。

③ 要注意饮食的方式。早午晚三餐，每一顿能量摄入量相差不要太远，但逐渐递减，这样在适当地减少摄入量的同时，抑制身体脂肪的积聚（因为晚上的代谢减弱，如果此时吃很多东西，或者很晚还在吃东西，吃下肚子里的食物就很难及时消耗掉，变成体脂积聚下来）。

（3）科学减肥。预防控制肥胖不仅需要信心、毅力，还要有科学的方法。世界卫生组织提出健康减肥三原则：不腹泻、不节食、不乏力。违背这三原则中的任何一项都有害身体健康。要做到科学、健康减肥，从以下几方面入手：

① 充分认识肥胖对人体的危害，了解各年龄阶段易发胖的原因及预防方法；

② 采取合理的饮食营养方法，尽量做到定时定量，美食当

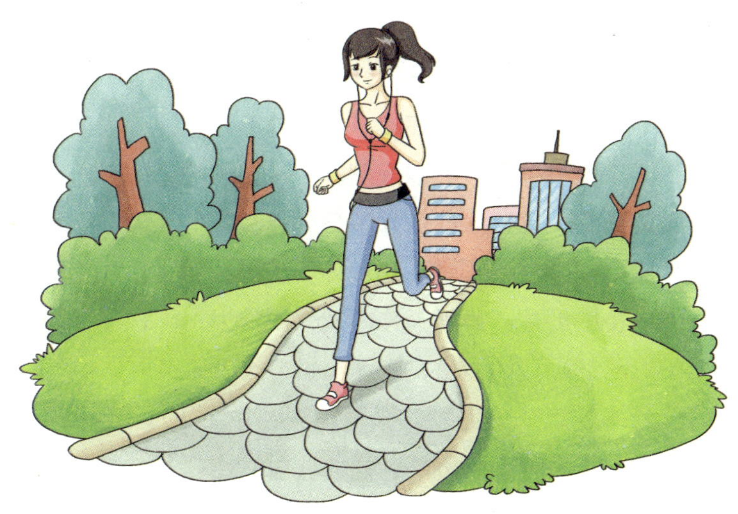

前一定要有所节制；

③ 加强运动；

④ 养成良好的生活规律，合理安排和调整好自己的睡眠时间，保持心情舒畅。

相信只要能够“管住嘴，迈开腿”，合理饮食，加强运动，就一定能远离肥胖。

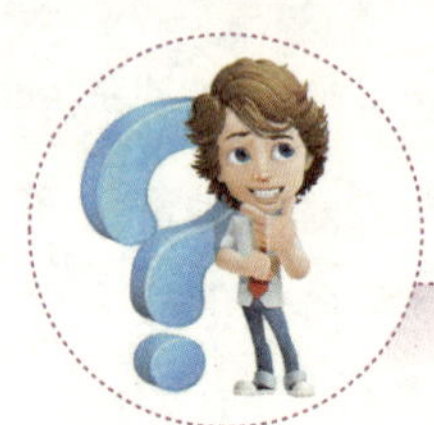

60. 艾滋病的常见症状是什么？

【小贴士】艾滋病病毒主要是破坏人体的免疫细胞，降低人体的各种抗病能力，出现各种感染性疾病。

艾滋病的医学全名为“获得性免疫缺陷综合征”，它是由人类免疫缺陷病毒引起。这种病毒进入人体后，首先进入血液，在血液里专门攻击一种重要的血液细胞——淋巴细胞。淋巴细胞是人体的免疫细胞，它是人体与外来病菌作战的“斗士”。当淋巴细胞被艾滋病病毒“击毁”后，人体丧失抵抗各种疾病的能力，只能任凭入侵的细菌、病毒在体内“兴风作浪”，也不能及时清除癌变的异常细胞，因而会发生许多机会性感染或肿瘤。

人体感染艾滋病病毒后，最开始的数年至 10 余年可无任何临床表现。一旦发展为艾滋病，病人就可以出现各种临床表现。

一般初期的症状如同普通感冒、流感，可有全身疲劳无力、食欲减退、发热等；随着病情的加重，症状日见增多，如皮肤、黏膜出现白念珠菌感染，出现单纯疱疹、带状疱疹、紫斑、血疱、瘀血斑等；以后渐渐侵犯内脏器官，出现原因不明的持续性发热，可长达3～4个月；还可出现咳嗽、气促、呼吸困难、持续性腹泻、便血、肝脾肿大、并发恶性肿瘤等。

临床症状复杂多变，并非每个患者都会出现上述所有症状。一般常见一两种以上的症状。按受损器官来说，侵犯肺部时常出现呼吸困难、胸痛、咳嗽等；侵犯胃肠可引起持续性腹泻、腹痛、消瘦无力等；侵犯血管可引起血管性血栓性心内膜炎、血小板减少性脑出血等；还可侵犯神经系统和心血管系统。

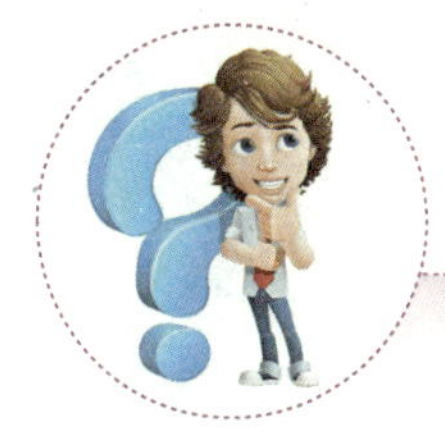

61. 艾滋病的传播途径和预防措施是什么?

【小贴士】艾滋病的传播途径包括血液传播、性接触传播和母婴传播。远离毒品，洁身自爱，正确使用安全套可预防艾滋病。

艾滋病的传播途径包括血液传播（通过输入有艾滋病病毒的血液或者血制品，或者使用了被污染的注射器或者针头而发生）、性接触传播（同性或者异性之间的性行为传播）和母婴传播（通过妊娠、分娩和哺乳有可能把艾滋病传染给胎儿或婴儿）。

艾滋病病毒感染目前还没有治愈的药物或者方法。但是艾滋病是可以预防的。

（1）远离毒品则可以防止因注射吸毒时共用针头而感染艾滋病病毒。避免不必要的输血和注射，使用经艾滋病病毒抗体检测的安全血液和血液制品。如有拔牙等血液接触的情况，要到正规医疗机构治疗。

（2）携带艾滋病病毒男性通过一次性生活，就可以将病毒传给女性，使用有质量保证的安全套则能防止艾滋病病毒的传播。在每次性交时都能正确使用安全套，是预防男性和女性感染艾滋病毒的有效措施。但是要知道，除了节欲，没有任何预防措施是

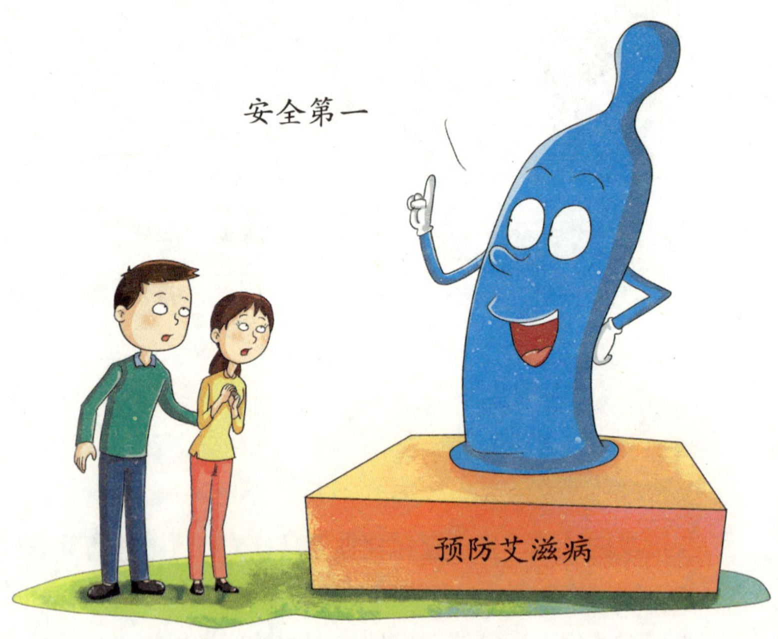

百分百有效的。

（3）对感染艾滋病病毒的孕产妇及时采取抗病毒药物干预、减少产时损伤性操作、避免母乳喂养等预防措施，可大大降低胎、婴儿被感染的可能性。

因艾滋病病毒只能在活的细胞中生存，不能在空气中、水中和食物中存活，因此，日常生活中的接触，如握手、接吻、共餐、生活在同一房间或办公室，接触电话、门把、便具，接触汗液或泪液等都不会感染艾滋病毒。

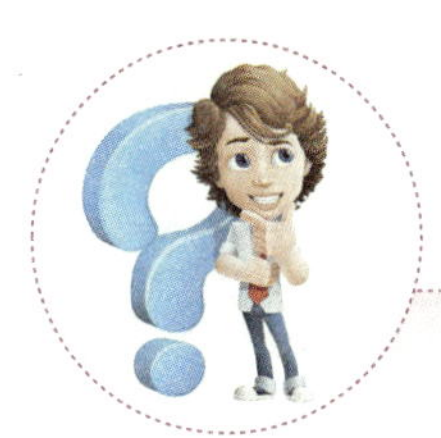

62. 感染艾滋病病毒的妇女能生孩子吗？

【小贴士】感染艾滋病病毒的妇女在医生的指导下有可能生育健康的孩子。

许多人认为女性艾滋病病毒感染者，是不能够生育的，但其实艾滋病病毒的母婴传播是可预防的，现在医学已经可以实现艾滋病母婴阻断。艾滋病母婴阻断是指为艾滋病病毒感染的孕产妇及其婴幼儿提供抗病毒治疗、安全分娩、人工喂养指导等一系列服务措施，从而使艾滋病母婴垂直传播概率最大可能降低的医疗治疗措施。实施母婴阻断，可以使艾滋病母婴传播的概率从

30% ~ 40% 降低到 2% ~ 5%。

（1）孕妇在怀孕早期发现感染艾滋病病毒，应向医生咨询，充分了解艾滋病对胎、婴儿和自身的潜在危害，自愿选择是否继续怀孕。

（2）检测出艾滋病病毒感染的孕产妇如果选择终止妊娠，应到当地医疗卫生机构寻求咨询和终止妊娠的服务。

（3）艾滋病病毒感染的孕产妇如果选择继续妊娠，应到当地承担艾滋病抗病毒治疗任务的医院或妇幼保健机构，寻求免费预防母婴传播的抗病毒药物和婴儿检测服务。

（4）感染艾滋病病毒的产妇应进行婴儿喂养咨询，对所生婴儿实行人工喂养，避免母乳喂养，杜绝混合喂养；并在婴儿第 12 个月、第 18 个月进行免费艾滋病病毒抗体检测。

（5）有过高危性行为、共用注射器吸毒、卖血、怀疑接受过不安全输血或注射的人以及艾滋病高发地区的孕产妇，要主动到当地艾滋病自愿咨询检测（VCT）门诊（室）进行咨询检测。

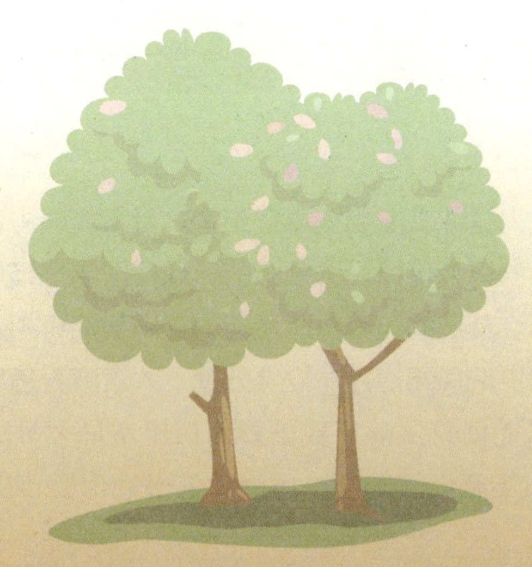

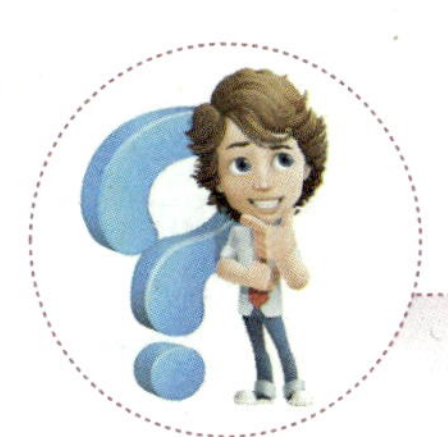

63. 常见的妇科疾病有哪些?

【小贴士】常见的妇科疾病主要包括宫颈炎、子宫内膜异位症和卵巢囊肿。

女性生殖系统的疾病即为妇科疾病，包括外阴疾病、阴道疾病、子宫疾病、输卵管疾病、卵巢疾病等。妇科疾病是女性常见病、多发病。但由于许多人对妇科疾病缺乏应有的认识，缺乏对身体的保健，加之各种不良生活习惯等，使身体健康状况每况愈下，导致一些女性疾病缠身，且久治不愈，给正常的生活、工作带来极大的不便。

在此就农村女性常见的妇科疾病做一下介绍。

（1）宫颈炎是子宫颈受病原体及各种致病因素的侵袭而引起的炎症，症状是白带增多，有乳白色或微黄色的黏稠状脓性分泌物；尿频、尿急；下腹或腰背经常出现疼痛，盆腔有下坠感或痛经，在排便、月经期或性交时病情加重。此外，可出现月经不调和不孕。

宫颈炎是妇科最常见的一种疾病，与宫颈癌的发生有密切的关系。生育年龄的妇女、生产多的妇女、人流次数多的妇女及初产年龄在 20 岁以前的妇女发病率普遍较高。治疗的方法有药物治疗、物理治疗和手术治疗。

（2）子宫内膜异位症是指具有生长能力和功能的子宫内膜组织出现在子宫腔以外的身体其他部位，常发生于育龄期妇女的良性疾病。卵巢是最常见的种植部位。主要症状包括痛经、慢性盆腔痛、经量增多及不孕等。

子宫内膜异位症病因不明确，但是和家族遗传史有关。子宫内膜异位症患者一级亲属发病风险为无家族史的7倍。治疗方法主要是药物治疗和手术治疗，首选药物治疗。治疗后复发率高，5年复发率为40%～50%。

（3）卵巢囊肿是育龄期妇女的妇科常见肿瘤之一。症状早期多不明显，肿块增大后，出现腹部不舒服、白带异常、月经紊乱、腹部可触及包块及压迫性症状等。有家族史、长期的饮食习惯和生活习惯不好、心理压力过大都会增加患卵巢囊肿的风险。卵巢囊肿直径5厘米以下者多采用药物保守治疗，5厘米以上多采取手术治疗。

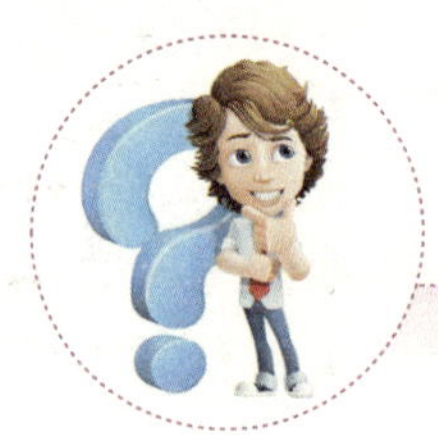

64. 什么是生殖道感染？

【小贴士】生殖道感染是指在生殖道部位的感染或经生殖道感染的疾病。

生殖道感染是指在生殖道部位的感染或经生殖道感染（如艾

滋病）的疾病。农村育龄妇女生殖道感染的发病率普遍比城市妇女高。除性病和艾滋病外，常见生殖道感染主要包括尿道炎（表现为排尿次数多、尿道刺痛、尿急和血尿）、宫颈炎、阴道炎和外阴炎（白带增多，有异味，或阴道内刺痛，外阴部瘙痒等）。

许多妇女发生生殖道感染后没有任何症状或者症状比较轻，但是对健康的损害却不会因此而减低。生殖道感染的传播途径主要有性传播感染、内源性感染和医源性感染。①性传播指的是性病患者与健康人进行性接触时，由于双方的黏膜密切而频繁的接触，病原体很容易侵入健康人体而致的感染。②内源性感染主要是长期应用抗生素、大量应用雌激素而引起阴道内环境改变所致。③不正规的妇科检查，手术（如放置宫内节育器），人工流产及接生易造成医源性感染。由于不良卫生习惯、使用劣质卫生巾、年轻时性活跃、性伴侣多、不洁性行为以及不良的生活方式、流产及分娩次数多、性交不用避孕套等会使生殖道感染的危险增加。

妇女生殖道感染容易造成不孕、宫外孕、流产、早产、宫颈癌等，影响育龄妇女、胎儿和婴儿的健康。

生殖道感染的治疗方法有药物治疗和物理治疗。女性如果有相应的症状如阴道分泌物增多，不要认为是小毛病，要引起足够的重视，尽早就医。不要因为羞于启齿而延误治疗时间，增加和加重并发症和后遗症的发生。

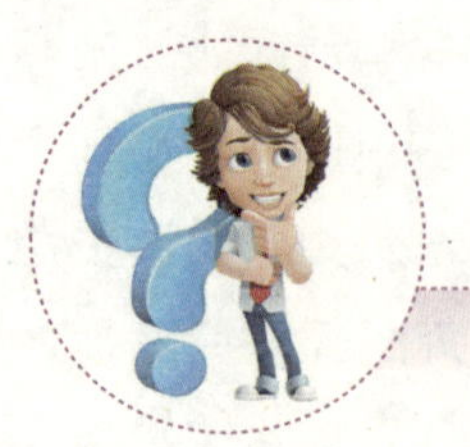

65. 妇女两癌筛查免费吗？

【小贴士】适龄妇女可以免费进行宫颈癌和乳腺癌的早期筛查。两癌筛查方法安全、简便，不产生任何身体伤害。

妇女两癌是指乳腺癌和宫颈癌。两癌筛查由政府出资，采用一定的检查手段对适龄妇女进行免费排查。

乳腺癌是女性最常见的恶性肿瘤。据资料统计，其发病率占全身各种恶性肿瘤的 7% ~ 10%，是一种严重影响妇女身心健康甚至危及生命的恶性肿瘤。乳腺癌的病因尚未完全清楚，早发

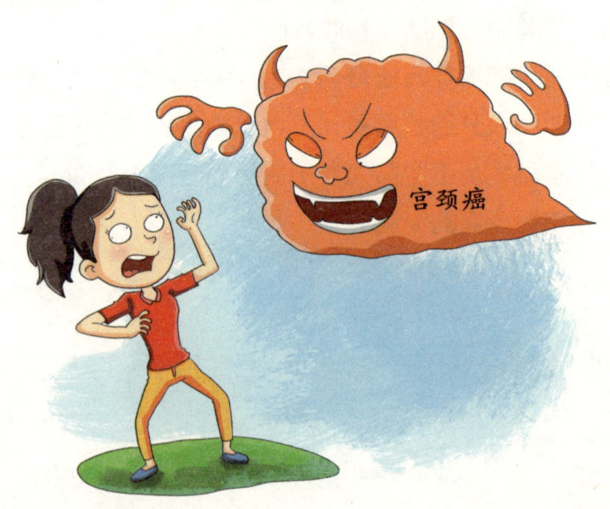

现、早诊断是提高疗效的关键。

宫颈癌是发生在子宫颈部的恶性肿瘤，发病率仅次于乳腺癌。在中国每年新发病例约 10 万人，发病率逐年上升，且呈年轻化趋势，即越来越多的年轻女性患宫颈癌。宫颈癌的发生是一个由量变到质变的连续发展过程，从癌前病变发展到宫颈癌大约几年甚至十几年，因而早期宫颈癌筛查与诊断非常重要，也是目前预防和控制宫颈癌的主要手段。

宫颈癌和乳腺癌都可以通过检查早期发现。尽早参加两癌筛查，可以早发现、早治疗，挽救生命。两癌筛查的方法安全、简便，没有任何身体伤害。

早期乳腺癌、宫颈癌经治疗后，10 年生存率可达 90% 以上，并且可以保留乳房及生育功能。同时，早期治疗的成本明显低于晚期。

定期参加两癌筛查，还可以检查出其他相关妇科疾病，如阴道炎、子宫肌瘤、卵巢良性肿物、癌前病变等。

特别提醒：进行两癌筛查应到国家定点医疗保健机构，不要盲目偏信虚假宣传。

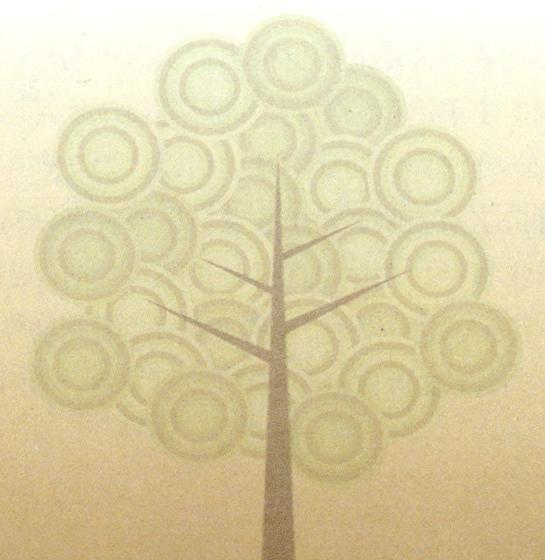

66. 如何合理使用抗生素?

【小贴士】使用抗生素，应该遵循“能不用就不用、能少用就不多用、能吃药不打针、能打针不输液”的原则。

1928 年英国人亚历山大 · 弗莱明发现了第一种抗生素，即青霉素，随后科学家们又陆续发现了 100 多种抗生素。然而，自 20 世纪 80 年代开始，抗生素的研发速度逐渐缓慢。抗生素是人类历史上具有划时代意义的科学发现，由于抗生素的应用，使得肆虐人类的传染性疾病得以控制。但是由于抗生素的滥用，细菌耐药情况日益严重，医学历史上曾经最有效的药物治疗手段，由于抗生素滥用和缺乏新药正在摧毁控制各种感染的“长城”。

由于大众存在对抗生素的错误认知，视其为“消炎药”“万能药”，因而无论何种疾病都选择进行抗生素治疗。然而很多疾病是并不需要抗生素治疗的。如普通感冒属于病毒感染，是一种自限性疾病，必要时只需对症治疗就可以，但一些患者就诊时常会要求医生开抗生素（消炎药），部分医生在开处方时也习惯于“感冒药加抗生素”。尤其是在涉及孩子生病时，患儿父母或者（外）祖父母错误认为使用抗生素能使孩子“好得快”“少受罪”，或者错误地认为“不输液就治不好病”，要求医生使用抗生素“挂水”或者“用吊瓶”，从而使孩子变成“输液瓶里泡大的一代”。事实上抗生素滥用的真正危害是造成并加剧细菌耐药的状况。动辄使用抗生素实际上为孩子的健康留下隐患，以致在今后真正需要抗生素治疗时，由于细菌耐药而使治疗失败率增加。

合理使用抗生素，应该遵循“能不用就不用、能少用就不多用、能吃药不打针、能打针不输液”的原则，这既是世界卫生组织的用药原则，也是国家卫生部门发布的“用药十大原则”之一。

合理使用抗生素，应牢记以下几条：①不要自己决定是否用药。抗生素是处方药，需经过医生的判断再使用。②不要自己停药或减量。抗生素并非用量越少越好，要知道，不足量的使用更容易催生耐药。③不要追求新的、高档的抗菌药物。④无论何时，消毒和隔离都是对付病菌的好方法。

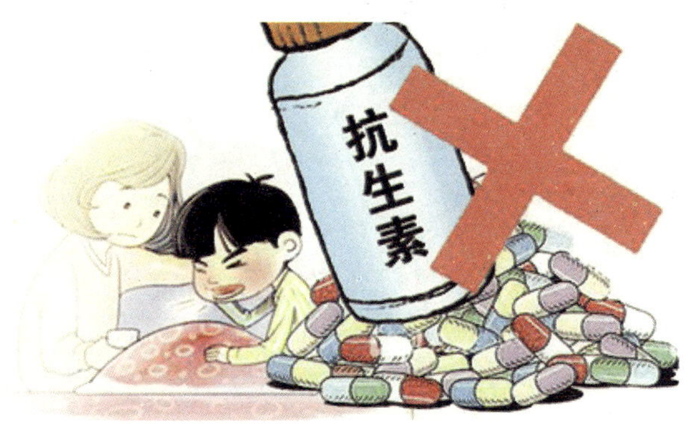

第七章

农业劳动健康

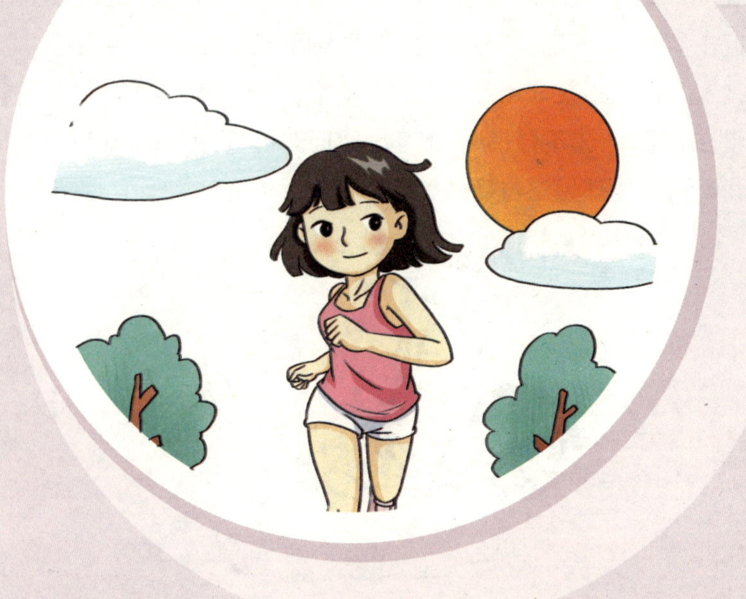

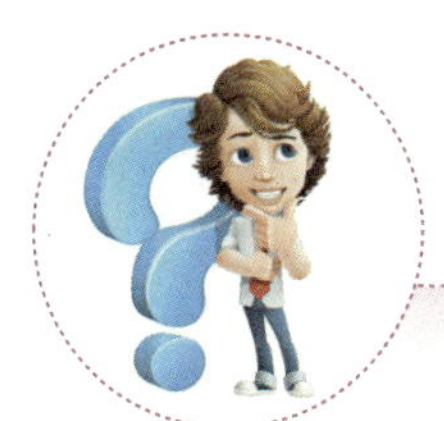

67. 在低温环境劳动时应注意什么？

【小贴士】女性在月经期不宜参加低温作业、冷水作业。

寒冷可使人皮肤温度降低，末梢血管收缩、寒战，并能影响劳动能力和工作效率，严重时可造成冷冻损伤或者诱发加重某些病症如哮喘、缺血性心脏病、脑卒中等。要特别注意的是，在低温情况下，女性皮肤血管收缩的同时内脏瘀血，加上女性在月经期间对冷敏感，耐寒能力下降，接触冷水对女性生殖机能，如月经周期、经期、经量、白带、痛经等有一定影响，这种影响与实际接触冷水也有密切关系。

因此，女性在月经期不宜参加低温作业、冷水作业，尤其是水温低于 10℃的冷水作业。对于女性来说，冷防护措施的重点部位也是身体易受冷部位，如手、脚、下腹部和腰部。可适当调整劳动休息次数和时间，改善末梢血循环，提高皮温，减轻冷感，预防冻疮及其与冷有关的疾病。

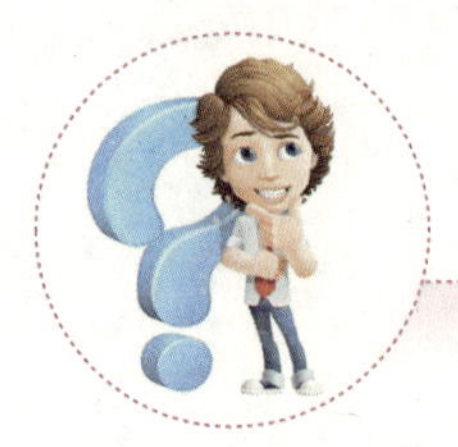

68. 重体力劳动对女性健康有什么影响？

【小贴士】因女性特殊的生理结构，不宜参加重体力劳动。

（1）可以导致子宫下垂和子宫脱垂。女性从事重体力劳动尤其是负重作业时，可引起腹压、盆腔压力增高，盆腔内甚至器官受压发生移位，导致子宫后倾，子宫下垂，以上症状一般情况下可以通过休息得到恢复，但是如果长时间、过度负重严重者可以导致子宫脱垂。

（2）怀孕妇女易引起流产、早产等。在怀孕期间过度负重，会造成盆腔血流不畅、瘀血等，影响胎儿在子宫中正常发育，容易引起流产、早产等，同时可能会引起胎儿发育迟缓、胎儿或新生儿死亡率增高、新生儿出生体重降低。

（3）未成年女性不宜从事过度负重的劳动。未成年女子，由于身体发育尚未成熟，长期从事繁重的农业劳动，可影响正常的身体发育，过度负重会增加髋骨压力，尤其易造成骨盆狭窄或扁平骨盆，影响其成年后的生育能力。

（4）对月经的影响。过重的体力劳动会引起月经异常、痛经、月经量增多。

（5）过重的体力劳动更易引起女性腰痛、慢性肌肉劳损，原因可能是与子宫内膜慢性瘀血有关；此外，由于体力不支或疲劳引起的外伤率增高。

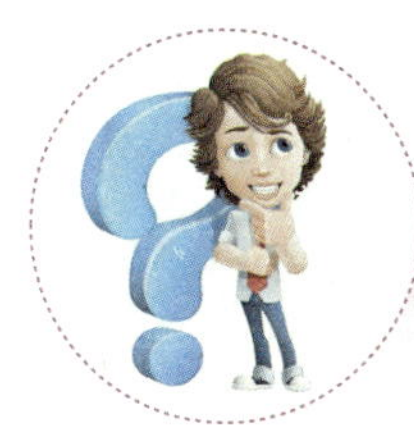

69. 经期为什么要加强保护？

【小贴士】女性经期生理机能下降，易产生各种身体伤害，需加强保护。

月经是神经与内分泌的调节作用下发生的一种周期性生理现象。与男性相比，女性本身基础代谢低，单位体表面积的产热量低，女性的体温调节机能差；另外，女性的总血量、红细胞及血红蛋白含量也相对较低，血液输送氧能力也比较差。在月经期间女性的末梢血液循环受影响、基础代谢降低，卵巢功能、子宫血液循环均会发生明显变化，女性在月经期间对某些有害因素的反应比较敏感，其健康容易受伤害。

女性在月经期间容易疲劳、抵抗力下降、耐寒能力下降，冷水、低温作业和强体力劳动容易引起内分泌失调，性激素分泌减少，会导致月经不规则、经量不稳定、痛经、闭经、不孕或者乳腺增生等，因此需要加强保护。

另外，月经期间应避免接触高强度噪声。研究表明，高强度的噪声对女性月经及生殖功能也可产生一定的损害，特别是处于生育黄金年龄的女性。

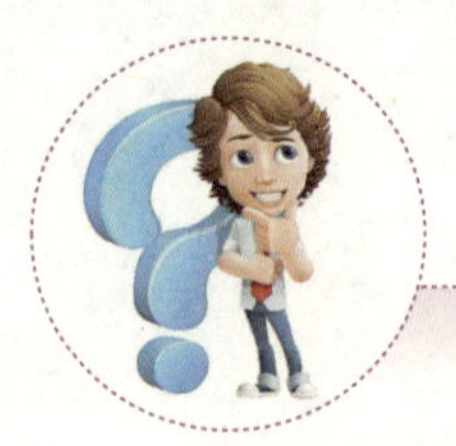

70. 高强度噪声对孕妇的健康影响有哪些？

【小贴士】高强度噪声损害女性生殖功能，影响新生儿的发育。

高强度噪声易损害女性生殖功能。孕妇长时间接触超过 90 分贝的高强度噪声可能导致母体自身烦躁不安，胎动增加，胎儿在母体发育迟缓，自然流产、早产率和低出生体重儿发生率增高。

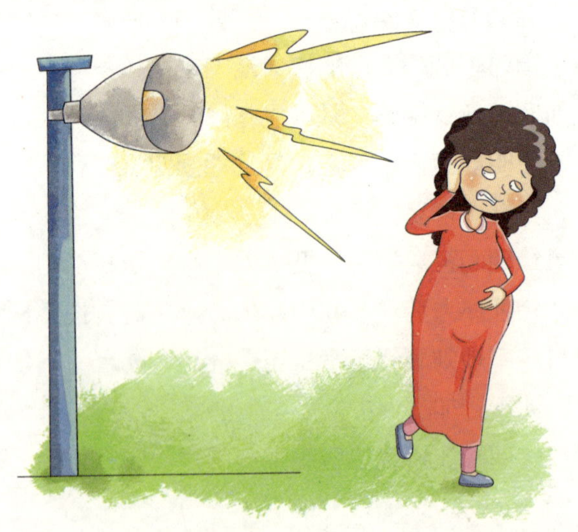

有研究报道，孕妇长时间在高强度噪声环境中作业，会影响新生儿的听力发育、严重的可影响其心理健康与学习能力。因此孕妇不适宜接触从事高强度噪声的劳动。

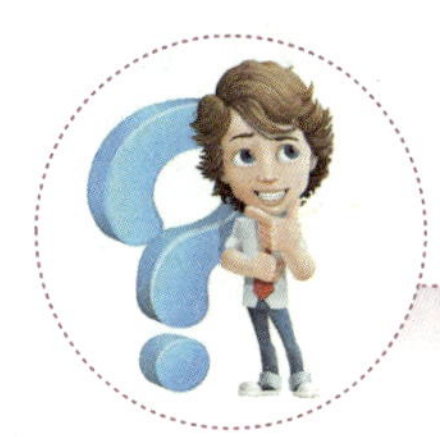

71. 孕期妇女干农活时应注意什么？

【小贴士】干农活时，一定要注意加强自身的劳动保护，以免发生流产、早产等意外。

在农村，妇女下地干活是很平常也是很普遍的事。从医学角度来讲，这是一种好现象。因为适度的劳动和运动对孕妇的健康和胎儿的生长发育都有好处。但是，由于农业生产的内容和环境存在一些有害的、不利的因素，会对人体健康造成一定的损害，特别是对孕妇和胎儿造成的危害更大。所以农村孕妇在干农活时，一定要注意加强自身的劳动保护。以下这些农活尽量少干或不要干，以免发生意外：

（1）不宜干重活。像推车、挑担、打包之类的农活，劳动强度大，稍有不慎，就会导致流产和早产。

（2）不宜干山地活。如砍树、上树摘果、开荒、刨地、挖山等农活容易使人跌倒摔伤，甚至引起流产或早产。

（3）不宜干弯腰活。像割麦、割稻、拔草等弯腰活应尽量少干或不干，以防挤压腹部，影响胎儿生长发育，过多的下蹲、弯腰还有引起流产的可能。

（4）不宜干水田活。像插秧、浇地等农活，容易使脏水进入子宫，影响胎儿的正常发育。长期水田作业还会引起孕妇腰酸腿痛、肢体浮肿，导致风湿等病症。所以，孕妇应尽量避免干水田活。

（5）不宜干用药施肥活。化肥、农药中的有毒成分很容易通过胎盘毒害胎儿，极易引起胎儿畸形或死亡，孕妇应禁止接触各种农药、化肥等有毒有害物质。

（6）不宜从事登高劳动。女性在怀孕期间，身体相对处于敏感期，体质相对较弱，身体协调反应比较差。登高作业容易踩空摔倒，而且爬上爬下也可能碰撞到肚子，使自己及胎儿受伤，所以一定要特别注意。

（7）不宜频繁弯腰、攀高、下蹲劳动。频繁的弯腰、攀高、下蹲的作业可导致局部肢体酸胀麻木，而其他部位供血不足。孕妇可能引起腹压增加，影响孕妇腹部血液循环功能，造成子宫供血不足，胎儿缺氧，影响胎儿发育，增加自然流产的危险性。所以孕妇不宜从事装卸、搬运、建筑等作业。

（8）不宜从事高温作业。高温作业容易导致体温调节功能紊乱，水、电解质失衡，发生中暑反应，严重时会引起心血管、神经系统、肝肾功能损害等，严重的中暑反应会影响孕妇及胎儿健康，或导致流产、早产。

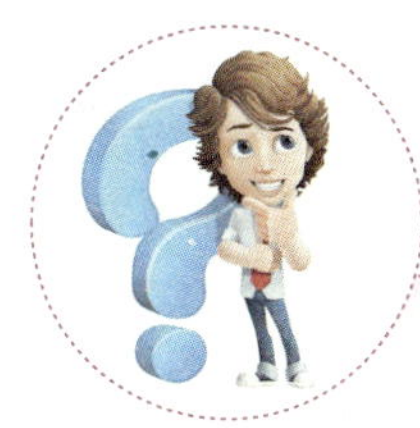

72. 哺乳期妇女不宜从事哪些农业劳动?

【小贴士】哺乳期妇女不宜从事接触农药和有机氯化物的劳动。

（1）哺乳期妇女不宜从事接触有机磷农药的劳动

常见的有机磷农药有敌敌畏、乐果、马拉硫磷、速灭磷、百治磷、毒死蜱等。有机磷农药可以经皮肤污染及呼吸道、胃肠道吸收，哺乳期妇女接触有机磷农药可通过乳汁导致婴儿出现中毒反应。有机磷农药中毒使神经内分泌系统发生一系列毒蕈样中毒反应；严重时可以引发迟发性神经病和并发症，如脑水肿、肺部感染、上消化道出血、中毒性肝病、急性坏死性胰腺炎、中毒性心肌病、猝死、迟发性死亡等。

（2）哺乳期妇女不宜从事接触有机氯化合物的劳动

常见的有机氯化合物如氯化氢（盐酸）、氯乙烯、聚氯乙烯、三氯乙烯、四氯化碳、漂白粉、敌百虫等。有机氯化合物主要通过呼吸道吸入，损害气管、支气管、肺部组织造成心律不齐、心肌损害、肝肾功能损害等；还可以通过皮肤与消化道进入人体，也可以通过母乳进入哺乳儿童体内，使儿童发生中毒反应。